Dr ALAIN HORVILLEUR

101 CONSEILS POUR VOUS SOIGNER PAR L'HOMÉOPATHIE

Du même auteur :

- *Guide familial de l'homéopathie*
- *L'homéopathie pour mes enfants*
- *Idées reçues sur l'homéopathie*
- *Encyclopédie Hachette multimédia de l'homéopathie (CD-ROM PC)*

LES GUIDES PRATIQUES HACHETTE

SANTÉ

Dr ALAIN HORVILLEUR

101 CONSEILS POUR VOUS SOIGNER PAR L'HOMÉOPATHIE

HACHETTE

Photographie de couverture : FOTOGRAM - STONE / Peter Correz

A mes Maîtres et à mes Élèves.

Je suis fier d'être un maillon de la longue chaîne des homéopathes.

Dr A. H.

INTRODUCTION

On ne peut supprimer la médecine. Pourtant, dans sa forme actuelle, elle est constamment battue en brèche et remise en question.

Comme toutes les instances qui ont à répondre aux besoins de notre société, il lui faut désormais évoluer. Elle n'a, jusqu'ici, gagné ses paris que dans les secteurs de pointe, les plus techniques mais non nécessairement les plus humains.

Elle est contrainte d'évoluer vers des thérapeutiques à la fois nouvelles et éprouvées, porteuses d'espoir mais déjà efficaces. L'homéopathie est de celles-ci car elle rejette tout artifice, respecte la biologie intime de l'être humain et sait oublier la démagogie médicale pour ne tenir compte que des exigences de la nature. Révolution et capital doivent enfin aller de pair : la révolution des mœurs médicales doit œuvrer dans le sens du maintien du capital santé.

Dans cet esprit, l'homéopathie répond aux aspirations actuelles et s'inscrit parfaitement — tout en l'ayant historiquement précédé — dans le mouvement écologique.

L'homéopathie, vieille de plus de cent quatre-vingt-cinq ans, est un moyen éprouvé, naturel et logique de guérir les maladies.

Elle offre pour l'instant cette particularité d'être plus pratiquée que connue : le public s'enthousiasme des résultats mais manque encore d'informations.

On n'achète pas au hasard. Pourquoi n'apprendrait-on pas à

« consommer » la médecine homéopathique? Moins pour la juger que pour s'en servir avec profit.

Allez-vous continuer à admettre et à propager des idées reçues?
— « L'homéopathie est une médecine par les plantes. »
— « Si ça ne fait pas de bien, ça ne fait pas de mal. »
— « Les homéopathes prescrivent des dilutions de clair de lune. »
— « Ils ne font pas de diagnostic. »
— « Ils sont contre les opérations, les vaccinations, la médecine chimique.»
— « On ne peut mélanger allopathie et homéopathie. »
— « L'homéopathie agit lentement. »
— « Il faut y croire pour guérir. »
— « L'homéopathie est mystérieuse et non scientifique. »

On peut être moins péremptoire mais se poser de multiples questions : Comment ça marche? Qu'y a-t-il dans les granules? Est-ce bon pour les animaux? Quels sont les résultats globaux? Pourquoi n'est-ce pas enseigné dans les Facultés? Peut-on passer facilement de l'allopathie à l'homéopathie? Le but de ce livre est de répondre à ces questions au fur et à mesure qu'elles viendront à jour et de vous permettre ainsi d'utiliser l'homéopathie au maximum de ses possibilités.

D'abord lorsque vous consulterez un médecin homéopathe. Si vous savez l'esprit qui l'anime, ce qu'il a besoin de connaître pour mieux vous soigner, vous pourrez l'aider efficacement. Vous comprendrez aisément les raisons de sa prescription et serez tout à fait motivé pour la suivre.

Également, grâce à ce qui suit, vous pourrez prendre en charge vous-même, par la voie homéopathique, les petits troubles de santé de la vie quotidienne, ceux pour lesquels il est possible de pratiquer sans risque l'automédication.

Avant d'en arriver là il faut bien sûr connaître :
* *les bases de la méthode,*
* *le médicament homéopathique,*
* *le médecin homéopathe.*

Les bases de la méthode

L'homéopathie repose sur une loi fondamentale, *la loi de similitude*, assortie d'une technique complémentaire, la dilution sur le mode *infinitésimal*, et de tout un ensemble de principes naturels constituant une *conception originale du malade et de la maladie*.

La loi de similitude

Sans elle, il n'y a pas d'homéopathie possible : POUR GUÉRIR PAR LA VOIE HOMÉOPATHIQUE, LE MALADE DOIT PRENDRE LA SUBSTANCE CAPABLE DE PROVOQUER CHEZ UN HOMME SAIN LE MÊME ENSEMBLE DE SYMPTÔMES QUE CELUI QU'IL PRÉSENTE. Des exemples simples aideront à saisir le phénomène.

Avez-vous déjà été piqué par une abeille ? Vous avez alors constaté une enflure rosée de la région touchée par le venin et vous avez perçu une sensation de brûlure piquante. Si par hasard vous avez appliqué localement une compresse chaude, la sensation s'est aggravée; si vous avez essayé le froid, elle s'est calmée. A chaque fois que l'on rencontre une lésion semblable (enflure rosée, sensation de brûlure piquante, amélioration par le froid), *même sans piqûre d'abeille*, le médicament homéopathique correspondant est APIS, une préparation homéopathique d'abeille.

Que se passe-t-il quand le café vous empêche de dormir? Votre esprit est sans cesse agité, tumultueux; les idées se pressent en foule et interdisent l'apaisement. COFFEA, le médicament homéopathique à base de café, combat l'insomnie avec abondance d'idées, *même si cette insomnie est due à une autre cause* que la prise de café.

Vous savez peut-être que l'ipéca est un vomitif. Le médicament homéopathique IPECA, pris en cas de nausées ou de vomissements, combat, selon la loi de similitude, ces mêmes symptômes. Cependant, ne le prenez pas dans n'importe quelle condition, il ne réussit pas automatiquement. Il faut encore que vous ayez les autres symptômes provoqués par l'ipéca chez l'homme sain : une langue propre malgré les troubles digestifs et beaucoup de salive dans la bouche. Sinon, avec un ensemble symptomatique différent, un autre médicament sera indiqué.

Ces trois exemples donnent une idée nette de ce qu'est et n'est pas la loi de similitude. On peut l'appliquer et obtenir des résultats à condition de respecter ses principes. C'est une loi générale, *universelle*, qui se vérifie chaque fois qu'on a recours à elle de façon correcte. L'action déclenchée par sa mise en œuvre est simple : la *maladie naturelle* (celle que vous ressentez et dont vous voulez guérir) est aisément chassée par la *maladie artificielle* due à la substance capable de provoquer les mêmes symptômes.

Un schéma résume ce principe :

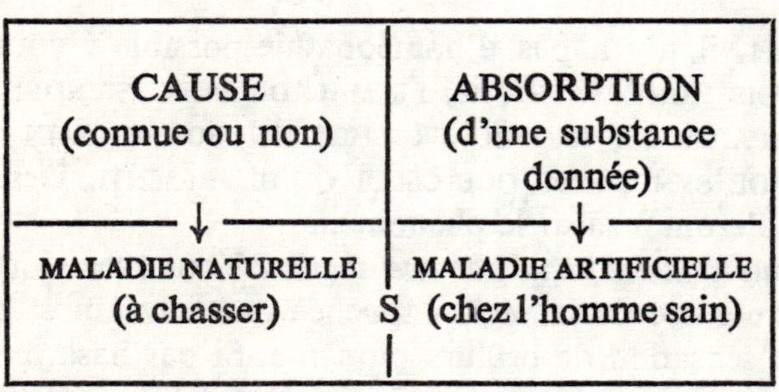

L'application de la loi de similitudes consiste à observer les symptômes du malade et à se demander quelle substance a expérimentalement provoqué les mêmes symptômes chez l'homme sain. Le schéma montre bien également une des raisons du succès de l'homéopathie. Comme le nom du médicament actif est trouvé en étudiant les *conséquences* de la maladie à traiter, on peut guérir *même si on ne connaît pas la cause*. Cela ne veut pas dire que l'on s'en désintéresse. L'esprit est satisfait si on la découvre, mais on échappe à cette impérieuse nécessité. En allopathie, par contre (la « médecine des contraires », celle qui est enseignée à la Faculté), où l'on cherche à bloquer le mécanisme de la maladie, la mise au jour de la cause est obligatoire.

Vous n'avez pas entre les mains un livre écrit contre la médecine officielle. A l'occasion, la réalité homéopathique en précise seulement quelques limites.

La dilution infinitésimale

C'est elle qu'on nous reproche, ce n'est jamais la loi de similitude qui est pourtant aussi étonnante. Daumier le disait déjà : « Voici une ordonnance qui résume le système : Prendre un tout petit grain de... de rien du tout... le couper en dix millions de mollicules (*sic*)... jeter une... une seule! de ces dix millionièmes parties dans la rivière... remuer, remuer, triturer beaucoup... laisser infuser quelques heures... puiser un sceau (*sic*) de cette eau bienfaisante... la filtrer... la couper avec vingt parties d'eau ordinaire et s'en humecter la langue tous les matins, à jeûn [1]. »

Remarquer que, dans cette illustration d'une caricature, il n'y a pas un mot sur la loi de similitude. Seul le système de dilution est moqué.

Nos préparations apparaissent toujours à certains comme des « dilutions de clair de lune ». Cependant les physiciens modernes, qui poussent de plus en plus loin leur connaissance de l'infiniment petit, ne sourient plus. Hahnemann était simplement en avance d'un siècle et demi sur la science! Il ne faudrait pas croire que l'idée de diluer les substances lui est venue comme une fantaisie, un biais pour se rendre original ou mystérieux. Il s'aperçut que, prescrites sous forme de produit de base, les substances développaient des

1. DAUMIER : *Les Gens de médecine*. Éditions Vilo, Paris.

effets toxiques dangereux, et il se mit à les diluer. Avec le temps et la réflexion, il découvrit que cette méthode supprimait les effets gênants sans empêcher la guérison[1], *à condition que la loi de similitude soit respectée.* C'est donc d'une constatation pratique qu'est né l'infinitésimal hahnemannien et non des élucubrations d'un esprit tourmenté, comme il est facile de le prétendre.

Le principe général est le suivant : on prépare *des dilutions successives au 1/100 les unes des autres* (pour les centésimales hahnemanniennes ou « CH ») ou *au 1/10 les unes des autres* (pour les décimales, celles qui sont marquées d'un « X » sur votre ordonnance). Voir la figure ci-contre.

Entre la 11e et la 12e opération, il n'y a théoriquement plus de molécule. Se dresse là une barrière que les hommes de sciences perçoivent immédiatement[2]. On comprend leurs hésitations, mais la théorie doit ici céder le pas à la pratique : on ne peut refuser une réalité que l'on ne comprend pas. Sinon l'on fait prévaloir son orgueil personnel, qui ne devrait jamais se mêler de préoccupations scientifiques, surtout au chapitre de la médecine. Or — c'est un fait que l'on peut démontrer expérimentalement — les dilutions homéopathiques les plus atténuées se montrent capables d'activité sur des végétaux et des animaux. Espérons que les chercheurs de l'avenir donneront une explication satisfaisante à cette « barrière des molécules » : la médecine de l'infini, n'est-ce pas un beau programme ?

Il faut ajouter que la dilution n'est pas seule en cause. Entre chaque opération au 1/100, un temps capital est réalisé : la dynamisation . Le flacon qui va servir à la préparation suivante est secoué mécaniquement de façon énergique. Si l'on omet de le faire, il n'y a pas d'action thérapeutique. Il semble que le frottement des molécules de soluté et de solvant ait un rôle capital.

En attendant de savoir, contentons-nous de cette réflexion familière : « ça marche ». Elle satisfait plus notre désir de guérir que notre besoin de comprendre. En tout cas elle évite de passer à côté du phénomène homéopathique.

1. Et même renforçait la puissance médicamenteuse.

2. Le nombre d'Avogadro, soit $6{,}023 \times 10^{23}$: quand on fait 11 dilutions au 1/100 il reste 6,023 molécules (si l'on est parti d'une molécule-gramme, cas le plus optimiste); à la 12e opération, il ne reste rien : que dire de la 30e ?!...

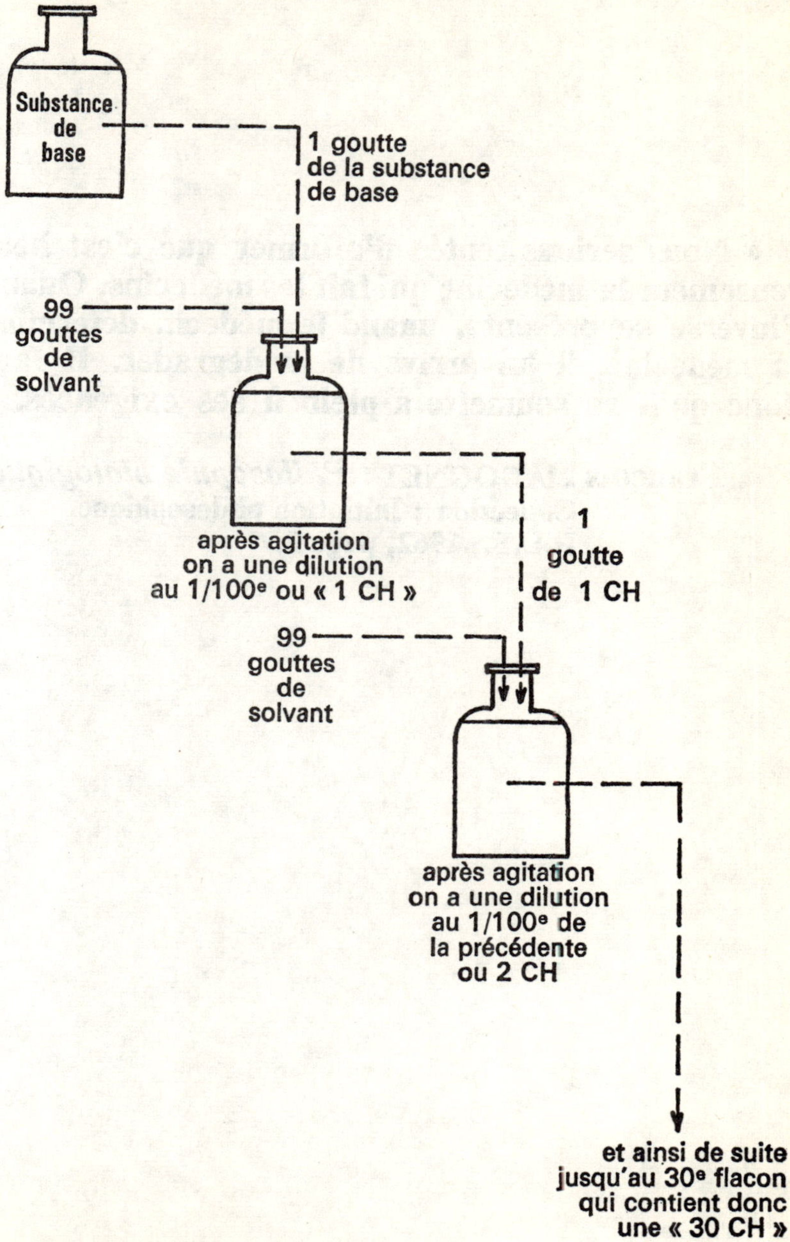
Substance de base
1 goutte de la substance de base
99 gouttes de solvant
après agitation on a une dilution au 1/100e ou « 1 CH »
1 goutte de 1 CH
99 gouttes de solvant
après agitation on a une dilution au 1/100e de la précédente ou 2 CH
et ainsi de suite jusqu'au 30e flacon qui contient donc une « 30 CH »

« Nous serions tentés d'affirmer que c'est heureusement la médecine qui fait les médecins. Quand l'inverse se présente, quand le médecin détermine la médecine, il lui arrive de la dégrader. Il faut donc qu'il se soumette à plein à ses exigences. »

François DAGOGNET : *Philosophie biologique*.
Collection : Initiation philosophique.
P.U.F., 1962, page 2.

La conception homéopathique du malade et de la maladie

La loi de similitude et le principe de l'infinitésimal se fondent harmonieusement dans un corps de doctrine, où la conception naturelle de l'Homme et de ses maladies constitue une réflexion logique.

Les homéopathes tiennent avant tout compte de la notion de terrain. Ils n'en ont pas le privilège, mais ils savent en tirer des conséquences pratiques qui leur permettent de prescrire plus efficacement en la respectant. Ils cherchent, comme leurs confrères, à diagnostiquer les maladies qu'ils ont à traiter, mais ne se contentent pas du cadre qu'elles offrent. Ils le dépassent à chaque fois que c'est nécessaire. Un individu ne fait pas une maladie, puis une autre, puis une autre. Bien souvent elles sont liées les unes aux autres par le fil invisible que constitue le terrain sous-jacent. Par exemple, au cours d'une vie, on peut avoir de l'eczéma, de l'asthme, des hémorroïdes, une dépression nerveuse et un fibrome. On va voir successivement un dermatologue, un pneumologue, un proctologue, un psychiatre et un chirurgien gynécologue. Chacun fait son devoir et applique le meilleur traitement qu'il connaît. Pour l'homéopathe, à travers ces différents épisodes de la vie médicale du patient, se profile une même maladie chronique qui a pris divers masques et qui peut être combattue selon la loi de similitude avant qu'elle ne devienne envahissante et irréversible.

Cette notion de maladie chronique aboutit à considérer l'individu dans son unité biologique : c'est l' *homme total* qui intéresse l'homéopathe. Pas n'importe qui, mais un individu donné : c'est vous qu'il examine, vous qu'il écoute avec vos réactions personnelles, vous qu'il soigne.

Ainsi, en homéopathie, les traitements sont *individualisés*. Il n'y a pas de routine. La loi de similitude s'applique toujours, mais il faut, pour chaque cas particulier, déterminer la manière de l'utiliser.

La notion de terrain débouche également sur celle de *drainage*. Les médicaments homéopathiques provoquent une salutaire élimination de déchets toxiques. A ce titre, ils ne représentent pas de simples chasseurs de symptômes mais de véritables agents de sauvegarde de la santé.

Ils agissent en jouant sur le *mode réactionnel* du malade. Celui-ci souffre parce que son système de défense biologique est en faillite et a besoin d'être stimulé. C'est le rôle du médicament homéopathique correctement choisi.

De tout cela, il ressort un grand principe qui guide le médecin homéopathe dans sa pratique : RESPECTER AVEC BON SENS LA NATURE, NE JAMAIS S'OPPOSER A SES LOIS, MAIS LES AIDER DANS LEUR ACTION.

Samuel Hahnemann (1755-1843) eut l'idée de l'homéopathie au cours d'une auto-expérimentation du *quinquina*. L'écorce de cet arbre d'Amérique du Sud était connue en Europe depuis 1640 comme remède efficace contre la fièvre. Un jour de 1790, le docteur Hahnemann eut l'occasion d'en prendre, *alors qu'il se portait bien:* il voulait savoir ce que le quinquina est capable de provoquer chez l'individu sain. Il eut bientôt la surprise de sentir se développer en lui une fièvre analogue à celle que combat cette écorce! Ce fut pour lui comme un choc, bientôt suivi d'une intuition géniale. Il avait lu dans Hippocrate et Paracelse quelque chose sur le fait que les semblables peuvent guérir les semblables. Son grand mérite fut d'exploiter systématiquement cette idée après l'avoir retrouvée, de noter les symptômes provoqués par diverses substances chez l'homme en bonne santé et de vérifier qu'elles peuvent guérir les malades présentant les mêmes symptômes. Latente depuis l'Antiquité, l'homéopathie était en train de naître. Prudent, soucieux de ne livrer au monde que des faits contrôlables, Hahnemann ne publia son premier livre, l'Organon, qu'en 1810, soit vingt ans après sa première expérience. On peut y lire au paragraphe 25 : « Une affection dynamique, dans l'organisme vivant, est éteinte d'une manière durable par une plus forte, lorsque celle-ci, sans être de même espèce qu'elle, lui ressemble beaucoup quant à la manière dont elle se manifeste[1]. »

1. ORGANON, trad. Jourdan, 2e édition française. Paris, Baillière, 1834.

**L'homéopathie soigne des malades,
non des maladies.**

Le médicament homéopathique

Connaissant ses conditions d'application, il est facile d'étudier le médicament homéopathique. Sachez d'abord qu'il n'est pas « homéopathique » en lui-même mais « à usage homéopathique ». C'est seulement lorsqu'il est prescrit selon la loi de similitude qu'il devient homéopathique à un cas donné.

Il est élaboré dans des laboratoires consciencieux, contrôlant scientifiquement toutes les manipulations qu'ils lui font subir. Des conditions très strictes lui assurent une grande *fiabilité* : bien qu'au bout de la chaîne de fabrication on ne puisse contrôler le médicament fini (il n'y a plus assez de substance de base pour l'identifier), il est toujours conforme à la prescription du médecin.

Il provient des trois règnes de la nature ainsi que de prélèvements effectués sur le malade lui-même.

Le règne animal nous fournit par exemple APIS (l'abeille), FORMICA RUFA (la fourmi rouge), MOSCHUS (le musc).

Le règne végétal contribue largement à la pharmacopée homéopathique (ce qui fait quelquefois croire que l'homéopathie n'utilise que des plantes). Parmi les prescriptions fréquentes : PULSATILLA (l'anémone pulsatille), BERBERIS VULGARIS (l'épine-vinette), THUYA (l'arbre de vie).

Le règne minéral fournit lui aussi des médicaments fondamentaux : SULFUR (le soufre), ARSENICUM ALBUM (l'arsenic), etc.

Sauf pour certaines dilutions très basses rarement prescrites (et en tout cas pas en vente libre), le médicament homéopathique n'est pas dangereux.

A côté de l'homéopathie pure, nous devons dire un mot de certaines préparations qui en dérivent sans en être vraiment. C'est le cas de l'organothérapie. Il s'agit d'extraits d'organes d'animaux dilués et dynamisés selon le protocole homéopathique. Leur activité, si elle est possible, ne se fait pas selon la loi de similitude puisqu'il n'y a pas eu au départ d'expérimentation sur l'homme sain. S'il suffisait d'une dilution d'estomac pour guérir toutes les personnes qui souffrent de cet organe, d'une dilution de foie pour tous les hépatiques, ce serait merveilleux. Les homéopathes n'auraient pas besoin d'étudier longuement des tableaux expérimentaux très précis. La prescription leur tomberait aisément sous la plume.

Une autre préparation d'allure homéopathique : la gemmothérapie, faite de dilutions de bourgeons de plantes. Ils sont prescrits sur des arguments biologiques qui n'ont rien à voir avec la loi de similitude telle qu'on s'accorde à la décrire.

Toutes les formes pharmaceutiques peuvent être préparées pour les médicaments à usage homéopathique. Les plus fréquentes sont :

* *les granules*, petits grains sphériques gros comme deux têtes d'épingle en verre;
* *les globules*, grains beaucoup plus petits destinés à constituer des « doses » (quantités de globules calculées à l'avance pour être absorbées en une fois); granules et globules représentent deux formes pharmaceutiques spécifiques à l'homéopathie;
* *les gouttes* sont prêtes à l'avance dans certaines formules composées, ou préparées en formules magistrales selon les indications du médecin;
* *les poudres* (que nous appelons « triturations ») sont utiles pour certaines basses dilutions de produits solides;
* toutes les autres formes que l'on peut trouver en pharmacie (suppositoires, ampoules buvables ou injectables, pommades, etc.) peuvent être délivrées sur demande.

Les médicaments homéopathiques ne doivent pas être touchés avec les doigts, mais mis directement sous la langue, à l'aide au besoin du bouchon-doseur creux qui obture le tube. Il faut les *laisser fondre* lentement et les prendre loin des repas (une demi-heure si possible, dix minutes pour les gens actifs qui ne peuvent faire autrement).

Les médicaments homéopathiques sont distribués par les dix-sept mille pharmaciens de France. Certains pharmaciens sont plus spécialisés et ont des réserves de granules, de globules et de formules composées. Les autres sont approvisionnés quotidiennement par les laboratoires selon leurs besoins. Il est facile de comprendre que le monde homéopathique est guidé par le respect de la prescription du médecin et de l'intérêt du malade.

Les médicaments homéopathiques sont officiels depuis 1965, soit cent trente-cinq ans après leur introduction en France par Sébastien des Guidi, comte d'origine italienne qui exerça la médecine homéopathique à Lyon de 1830 à 1865. L'officialisation de nos remèdes s'est faite par leur inscription dans la septième édition de la *Pharmacopée française* ou *Codex*.

Il ne reste plus qu'à attendre l'entrée officielle de l'homéopathie dans les Facultés de médecine (pour l'instant certaines ont demandé à des médecins homéopathes de faire, à titre individuel, des conférences d'information aux étudiants). De ce fait des Facultés de pharmacie ont inscrit l'homéopathie à leur programme. La Faculté de pharmacie de Lyon délivre même une “ attestation de Pharmacie homéopathique ”. L'enseignement, dirigé par les professeurs Georges Netien et Jean Reynaud, dure un an.

Sur la fin de sa vie, Hahnemann, originaire de Saxe, s'était fixé à Paris. Il y connut un énorme succès de clientèle, ce dont certains crurent bon de se plaindre.

L'Académie de médecine demanda à Guizot, ministre de Louis-Philippe, d'interdire l'homéopathie. Guizot eut une réponse de sage : « Hahnemann est un savant de grand mérite. La science doit être pour tous. Si l'homéopathie est une chimère ou un système sans valeur propre, elle tombera d'elle-même. Si elle est au contraire un progrès elle se répandra malgré toutes nos mesures de préservation, et l'Académie doit le souhaiter avant tout autre, elle qui a la mission de faire la science et d'encourager les découvertes. »

Le médecin homéopathe

S'il fallait à tout prix accorder au médecin homéopathe une qualité que les autres n'auraient pas, on devrait décider avant tout qu'il s'agit de l'*humilité devant la réalité des faits*. L'homéopathe pratique son art parce qu'il est efficace. Il en est d'ailleurs récompensé. En plus de ses incidences scientifiques, philosophiques, humaines, l'exercice de l'homéopathie est intellectuellement satisfaisant. Chaque nouveau malade est comme un rébus, une épreuve qui n'a qu'une seule solution à trouver impérativement.

On ne fait pas « un petit peu d'homéopathie ». Pour être vraiment pénétré de ses principes, il faut la pratiquer à fond et sans répit. Le médecin homéopathe a fait les mêmes études que ses confrères. En fin de scolarité, ou après quelques années d'exercice, il a changé d'orientation. Au Centre d'Enseignement homéopathique de Lyon, nous préférons les médecins déjà installés, ceux qui ont donc une solide expérience de la médecine de tous les jours. Changer ainsi de cap impose trois années d'études et toute une vie de perfectionnement.

Du fait que l'homéopathie s'adresse à toutes sortes de maladies, l'homéopathe ne peut être considéré comme un spécialiste au sens où on l'entend habituellement. Il est plutôt un médecin généraliste spécialisé dans une branche de la thérapeutique. La loi l'y autorise parfaitement : son diplôme de docteur en médecine lui donne le droit de traiter ses malades comme il l'entend, à condition de ne pas leur nuire et de ne leur prescrire que des médicaments autorisés par notre législation, ce qui est le cas.

Vous serez amené un jour ou l'autre à consulter un médecin homéopathe : si vous trouvez plus loin un conseil thérapeutique qui vous apporte un soulagement, ne manquez pas de solliciter ensuite un traitement de fond de votre terrain. Il est donc utile que vous connaissiez l'esprit qui préside à la consultation homéopathique, cela vous aidera à mieux en profiter.

Avant la consultation

Est-ce que votre cas relève bien de l'homéopathie ? Cette méthode guérit toutes sortes de maladies, à l'exception des maladies mentales et des maladies lésionnelles. Le cancer, la tuberculose, la leucémie ne sont pas de son domaine. L'arthrose l'est pour ce qui concerne la douleur, mais non pas pour la déformation articulaire. Les troubles circulatoires, dermatologiques, hépatiques, gastriques, glandulaires — à condition qu'ils ne soient pas de nature lésionnelle — répondent bien. Ce sont surtout les troubles fonctionnels et les troubles d'origine nerveuse qui donnent les résultats les plus brillants. Les maladies infectieuses (éruptions de l'enfance, rhumes, grippe, etc.), réagissent rapidement, contrairement à ce qu'on imagine quelquefois. Les maladies allergiques représentent une bonne indication de l'homéopathie. Enfin les maladies mal étiquetées méritent d'être soumises au médecin homéopathe : échappant à la nécessité du diagnostic, il peut avoir son mot à dire.

Pourquoi choisir l'homéopathie ? Il ne vous suffit pas de savoir qu'elle doit être efficace dans votre cas. Vous devez la préférer même si une autre thérapeutique a ses chances. Parce qu'elle est NATURELLE. C'est l'intérêt de votre organisme. Vous faites partie de la nature : l'enthousiasme actuel pour le mouvement écologique concerne aussi votre corps. Parce qu'elle est FACILE A PRENDRE. Quelques globules ou granules à sucer ne posent pas de problème, même chez le nourrisson. Elle est INOFFENSIVE. Au pire, si le traitement n'est pas adapté à votre cas, il ne vous fera rien. Elle est ÉCONOMIQUE. Les médicaments homéopathiques, nécessitant peu de matière première, sont très bon marché (et remboursés par la Sécurité sociale). Elle est PLEINE D'ESPÉRANCE. Directement branchée sur les possibilités de réaction de votre organisme, elle réussit à chaque fois que la loi de similitude est respectée, même si la maladie est ancienne. L'homéopathe n'a pas peur, au contraire, des maladies chroniques. Il vous demande seulement d'avoir la patience de guérir.

Pendant la consultation

La consultation est un dialogue : ne perdez pas de vue cette évidence.

Le médecin homéopathe, qui a dans la tête des dizaines — et même quelques centaines — de tableaux expérimentaux de substances à usage homéopathique, va chercher avec minutie si une ou plusieurs d'entre elles correspondent à votre cas. Aidez-le du mieux que vous pouvez. Tâchez d'être le patient idéal, c'est votre intérêt.

Ne vous étonnez pas des questions posées, même si elles n'ont à vos yeux aucun rapport avec le motif de la consultation. Vos réponses donneront à votre cas une coloration particulière permettant de l'individualiser.

Sachez vous observer afin de répondre avec précision et objectivité.

Ne cachez rien : un détail anodin peut mettre le médecin sur la bonne piste.

N'interprétez pas vos symptômes, décrivez en termes simples ce que vous ressentez. Ne venez pas chez l'homéopathe en disant : « Je fais de l'autodestruction de ma flore intestinale », ou : « Ma vésicule est exclue. » Si c'est bien le cas, il s'en apercevra. Par contre, il ne peut pas deviner les sensations que provoquent ces troubles.

Acceptez-vous tel que vous êtes. Ne cherchez pas à cacher votre nature derrière des artifices qui gêneront le diagnostic médicamenteux.

Soyez confiant, patient, persévérant. N'attendez pas de miracle, surtout dans les maladies chroniques, mais un lent retour à la normale

Après la consultation

Vous voilà avec en main une ordonnance un peu étrange. Il vous faudrait de longues études pour en comprendre toute la portée. Pour en avoir une idée, utilisez la table analytique de la page 207.

Pendant le traitement, vous devez supprimer les antidotes généraux des remèdes homéopathiques (menthe, camomille, camphre) et les excitants (tabac, alcool, café, thé); diminuez-les à tout le moins. Ayez une alimentation saine, si cela est encore possible de nos jours. Disons aussi saine que possible.

Si d'autres thérapeutiques apparaissent nécessaires à titre de complément, choisissez-les dans la gamme des médecines naturelles. Si le traitement chimique est indispensable, votre médecin homéopathe saura le reconnaître puisqu'il est un allopathe de réserve.

Attendez-vous, au début du traitement, à certaines réactions. On constate souvent une augmentation passagère des symptômes, de très bon augure. Le traitement homéopathique représente une petite agression dont votre organisme cherche à se défendre. Cela prouve qu'il a reçu le message. Il ne tardera pas à réagir. Vos symptômes s'amenuiseront au fil des jours ou des mois (selon l'ancienneté du cas) sans que vous y preniez garde; il y a rarement des résultats instantanés comme par magie.

Ayez présente à l'esprit la notion de dynamique d'amélioration. Prenons l'exemple d'une maladie à crises comme l'asthme ou la migraine. Si les crises s'espacent, sont moins fortes, passent plus vite, c'est que vous êtes sur le bon chemin. Ne vous arrêtez pas en route sous prétexte qu'il y a toujours des crises.

Sentez-vous concernés, responsables d'une partie de votre guérison. L'homéopathie fera le reste.

101 conseils du médecin homéopathe pour vous soigner vous-même

Le but des 101 rubriques qui suivent est triple

1° *Vous inciter à consulter à temps un médecin homéopathe :*
* Si vous ne trouvez pas la rubrique concernant votre cas,
* Si les médicaments cités ne vous soulagent pas,
* Si les médicaments vous soulagent mais s'il y a rechute,
CONSULTEZ, VOTRE CAS NÉCESSITE UNE ÉTUDE INDIVIDUELLE.

C'est volontairement qu'il n'y a ni diagnostic de maladie, ni traitement pour les cas où le choix est trop dificile pour un profane.

2° *Vous aider à acquérir l'esprit homéopathique.* Au premier contact avec ce livre, lisez toutes les rubriques, même si vous n'en avez pas l'utilisation immédiate, en sautant seulement les encadrés qui proposent des solutions thérapeutiques. Les conseils généraux, les anecdotes, les commentaires pratiques vous seront précieux avant même d'en avoir besoin. Vous participerez ainsi à la croisade pour le bon sens médical.

3° *Vous aider à vous soigner vous-même dans les cas bénins.* Avec la médecine allopathique, vous aviez un certain nombre de réflexes thérapeutiques : tel sirop pour la toux, tel comprimé pour le mal de tête, etc. Au besoin vous demandiez l'avis de votre pharmacien. Vous trouverez ici l'équivalent homéopathique.

Principes généraux pour l'automédication homéopathique

Voici comment utiliser ce livre en pratique :

* Cherchez la rubrique qui vous concerne à l'aide de la table analytique de la page 213.
* Lisez les symptômes mentionnés dans l'encadré, et retenez celui ou ceux qui sont *très marqués* dans votre cas, qui reviennent tout le temps, qui vous semblent les plus caractéristiques de votre état.
* Prenez le médicament correspondant; s'il y a beaucoup de symptômes et que vous aboutissiez à l'indication de deux ou trois remèdes, prenez-les à intervalles séparés de manière à « couvrir le cas ». Il vaut mieux qu'il y en ait un de trop : un remède non indiqué n'est pas dangereux.
* Laissez fondre passivement les granules sous la langue.
* Abstenez-vous de menthe, camomille et camphre; au besoin, changez de dentifrice.

Sauf cas particulier mentionné expressément, LES MÉDICAMENTS CI-APRÈS SONT A UTILISER A LA DILUTION « 9 CH », A RAISON DE TROIS GRANULES, TROIS FOIS PAR JOUR.

Ainsi si vous lisez : « Contrariété : IGNATIA », l'interprétation correcte est : « En cas de troubles après une contrariété, prendre IGNATIA 9 CH, à raison de trois granules trois fois par jour. »

Votre pharmacie familiale

Voici trente médicaments de base à avoir toujours près de vous, si vous voulez attaquer rapidement les petits ennuis qui peuvent vous arriver. Cette liste ne comporte pas tous les médicaments cités dans ce livre, mais seulement ceux qui reviennent couramment.

Conservez-les loin de l'humidité, des odeurs fortes et des autres médicaments. Vous pouvez les garder pendant cinq années sans risque.

LES TRENTE MÉDICAMENTS DE BASE [1]

ACONIT	CARBO VEGETABILIS	IPECA
ANTIMONIUM CRUDUM	CHAMOMILLA	LYCOPODIUM
	CHINA	MAGNESIA PHOSPHORICA
ANTIMONIUM TARTARICUM	CINA	MERCURIUS SOLUBILIS [2]
ARGENTUM NITRICUM	COFFEA	NUX VOMICA
ARNICA	EUPATORIUM PERFOLIATUM	PHOSPHORUS [2]
ARSENICUM ALBUM	EUPHRASIA	PODOPHYLLUM
BELLADONA	GELSEMIUM	PULSATILLA
BRYONIA	HEPAR SULFUR	RHUS TOXICODENDRON
CALENDULA T. M.	IGNATIA	SAMBUCUS NIGRA
		SULFUR

1. Tous ces médicaments sont à posséder en tube de granules « 9 CH », à l'exception de CALENDULA Teinture-Mère qui est un liquide pour usage externe.

2. Médicament délivré uniquement sur ordonnance malgré son innocuité totale. A l'occasion, en demander la prescription à votre médecin. (voir p. 86).

La première, l'unique vocation du médecin, est de rendre la santé aux personnes malades, c'est ce qu'on appelle guérir.

S. HAHNEMANN : *Organon*, paragraphe premier

Tête

1 Contre le mal de tête : la nitroglycérine

En médecine classique, on prend de l'aspirine ou ses dérivés pour tous les cas de maux de tête. En homéopathie, on choisit d'après divers critères. Il faut connaître la *cause*, la ou les *modalités* de la douleur (c'est-à-dire ce qui l'aggrave ou l'améliore), la *sensation* précise que l'on ressent, sa *localisation* exacte (dans telle ou telle partie du crâne), les symptômes *concomitants* (ceux qui se produisent en même temps que le mal de tête).

Ce plan restera valable tout au long des 101 rubriques qui suivent, à chaque fois qu'il sera nécessaire.

Selon la cause

* mal de tête par coup de soleil : GLONOINUM
* par coup de froid : BELLADONA
* après avoir pris chaud : ANTIMONIUM CRUDUM
* après avoir été mouillé : RHUS TOXICODENDRON
* par temps froid et humide : DULCAMARA
* après bain froid : ANTIMONIUM CRUDUM
* après s'être fait couper les cheveux : BELLADONA

* après traumatisme crânien : NATRUM SULFURICUM
* après fatigue physique : RHUS TOXICODENDRON
* après fatigue oculaire : ONOSMODIUM
* après travail intellectuel : CALCAREA PHOSPHORICA
* après contrariété : NATRUM MURIATICUM
* à la ménopause : LACHESIS
* quand on a sauté un repas : LYCOPODIUM
* après excès de table : NUX VOMICA
* par odeur forte : IGNATIA
* par constipation : BRYONIA.

Selon les modalités

Améliorations

* par un enveloppement chaud : SILICEA
* par un enveloppement froid : ALOE
* en serrant la tête avec un bandeau : ARGENTUM NITRICUM
* en marchant : PULSATILLA
* par un saignement de nez : MELILOTUS[1].

Aggravations

* en toussant : BRYONIA
* avant l'orage : PHOSPHORUS
* par le mouvement (même celui de bouger les yeux) : BRYONIA
* en voiture : COCCULUS
* en montagne : COCA
* aux courants d'air : SILICEA
* après le repas : PULSATILLA
* par le café : NUX VOMICA
* par le thé : THUYA
* par le vin : ZINCUM
* par le bruit : BELLADONA
* par la lumière : BELLADONA
* pendant les règles : ACTEA RACEMOSA.

Selon la sensation

* sensation de clou : COFFEA
* sensation de battements rythmés sur le pouls :
    dans la tête : BELLADONA
    aux carotides : GLONOINUM

1. Prendre ce médicament mais consulter de toute façon, car il peut s'agir d'un signe d'hypertension artérielle.

* de paupières lourdes : GELSEMIUM SEMPERVIRENS
* de mille petits marteaux tapant sur le cerveau : NATRUM MURIATICUM
* d'yeux tirés en arrière : PARIS QUADRIFOLIA.

Selon la localisation

* toute la moitié droite de la tête : BELLADONA
* toute la moitié gauche : SPIGELIA
* les deux moitiés en alternance : LAC CANINUM
* au-dessus de l'œil gauche : SPIGELIA
* au-dessus de l'œil droit : SANGUINARIA
* à l'arrière du crâne (l'occiput) : GELSEMIUM
* au sommet du crâne : ACTEA RACEMOSA
* à l'une ou l'autre tempe : BELLADONA.

Selon les concomitants

* mal de tête avec visage congestionné : MELILOTUS
* avec soif : BRYONIA
* vomissement : IRIS VERSICOLOR
* larmoiement : PULSATILLA
* battements de cœur : SPIGELIA
* besoin d'uriner : GELSEMIUM
* frissons ou frilosité : SILICEA
* sueurs froides : VERATRUM ALBUM
* diarrhée profuse : VERATRUM ALBUM.

N'êtes-vous pas inquiet devant cette liste impressionnante de symptômes? C'est plus simple à consulter qu'on ne le pense au premier abord. Vous prendrez le médicament correspondant à votre symptôme principal. Si vous hésitez entre deux ou trois noms, prenez-les en alternance pour « couvrir le cas » (voir page 37). Lorsque l'on peut, il vaut mieux personnaliser le traitement pour qu'il ait plus de chances de réussite. On s'attache pour cela à des détails infimes qui représentent la manière du patient de vivre sa maladie.

Peut-on utiliser de l'aspirine avec un traitement homéopathique?

La question vient fréquemment à l'esprit des personnes traitées par l'homéopathie (pour n'importe quelle maladie) et qui se trouvent avoir mal à la tête. Un comprimé de temps en temps ne nuit pas à l'ensemble du traitement. Évidemment, si l'on découvre cidessus de quoi se soulager, il est préférable de l'utiliser car un médicament homéopathique est toujours mieux toléré.

Parmi les médicaments des maux de tête, GLONOINUM est un des plus caractéristiques. Ce n'est rien d'autre que la *nitroglycérine* (soigneusement diluée). C'est un médicament néanmoins « explosif » : expérimentalement il provoque la dilatation des vaisseaux et est donc, en thérapeutique, capable de la combattre. Il est utilisé, outre les cas de maux de tête, pour les troubles circulatoires de l'hypertension et de la ménopause.

2 La migraine : est-ce différent du mal de tête?

Dans le langage courant, certains confondent les deux termes. Les vrais migraineux savent bien qu'il y a une différence. Quand ils sont en crise, toute activité leur est impossible. Le mal de tête banal est moins fort et cède à l'aspirine, ce qui permet un diagnostic différentiel.

Le médecin homéopathe s'intéresse, lui aussi, à la distinction entre les deux affections, tout en leur opposant parfois le même médicament : il suffit pour cela que les symptômes aient les mêmes causes, modalités, sensations, localisations ou soient concomitants. L'étiquette pathologique importe peu si la réaction personnelle du patient à sa maladie est la même. Voilà ce que l'on nous reproche : « Vous ne faites pas de diagnostic! » C'est faux, nous en faisons un à chaque fois qu'il est possible, nous ne sommes pas dupes de notre propre manière de faire.

En cas de migraine, consultez la rubrique qui suit, mais si elle ne comporte pas le renseignement que vous cherchez, reportez vous à la précédente [1].

* migraine avec aversion de la lumière, vomissements bilieux, diarrhée bilieuse : NATRUM SULFURICUM
* migraine avec rougeur des joues, spécialement la droite : SANGUINARIA
* migraine à l'arrière du crâne avec paupières lourdes, se terminant par une émission abondante d'urine pâle : GELSEMIUM
* migraine précédée de troubles de la vision, qui s'estompent dès que la douleur apparaît : KALIUM BICHROMICUM [2]
* migraine avec troubles de vision (avant ou pendant la douleur) et brûlures d'estomac : IRIS VERSICOLOR
* migraine précédée de faim impérieuse ou de sensation de bien-être : PSORINUM.

Ce n'est pas au cours de l'accès aigu de migraine que l'homéopathie trouve sa meilleure indication [2]. Peut-être serez-vous obligé d'avoir recours à votre médicament chimique habituel. Par contre, l'homéopathie a un grand rôle à jouer pour le *traitement de fond* (à faire établir par un médecin). Elle permet de rendre les crises moins fortes, moins fréquentes, et moins longues. Avec la poursuite prolongée du traitement, celles-ci finissent même par disparaître complètement.

Attention, votre avenir médical dépend peut-être de ce qui suit et qui est valable, non seulement pour la migraine, mais pour toutes les maladies à crises répétées et pour toutes les maladies chroniques. Plus le nombre d'années durant lesquelles vous avez souffert est grand, plus il vous faudra de temps pour guérir. Si vous avez trente ans et des migraines depuis l'âge de vingt ans, il vous faudra deux

1. En principe, comme il a été dit dans le préambule, vous devez prendre le médicament qui vous concerne en « 9 CH », à raison de trois granules trois fois par jour, mais si la crise est très forte, rien ne vous empêche d'en prendre trois toutes les heures.

2. Si vous connaissez bien vos symptômes, vous avez intérêt, comme toujours en homéopathie, à agir dès la phase annonciatrice; vous augmentez vos chances de réussite.

à trois ans de traitement continu pour vous en débarrasser. C'est moins long que vous ne le pensez : deux ou trois ans comparés au nombre d'années qui vous restent à vivre avec vos migraines (si vous ne faites pas d'homéopathie), c'est minime. Soyez patient, accordez au médecin autant de temps qu'il vous en demande. Sinon vous risquez, tout en commençant un traitement approprié, de passer à côté de la guérison par un abandon prématuré. En effet, vous allez sans doute subir en premier lieu une aggravation (pendant deux à six semaines environ). Ne pensez pas : « Ce traitement ne me convient pas », alors que les migraines ne vont pas tarder à s'espacer. Il vous faudra également éviter le piège qui consiste à croire, à chaque rechute, que le traitement ne fait plus rien. Il n'y a pas en homéopathie de « loi du tout ou rien ». L'amélioration ne peut être que progressive. N'abandonnez pas le traitement par impatience.

NATRUM SULFURICUM, *le sulfate de soude*, est très utile aux migraineux qui ont un mauvais fonctionnement de la vésicule biliaire. En homéopathie, contrairement à « l'autre médecine », ce n'est pas un purgatif mais, à l'opposé, un remède de diarrhée avec chasse biliaire. Nous le donnons pour certains cas de dépression nerveuse (spécialement après traumatisme crânien), d'infiltration aqueuse des tissus, de catarrhe bronchique, d'eczéma. Un seul fil conducteur guide notre choix : l'ensemble des symptômes qu'il a provoqués expérimentalement.

3 La face : comment ne pas la perdre

Voici quelques mésaventures douloureuses ou disgracieuses qui peuvent se produire au niveau de la figure, avec les médicaments homéopathiques capables de les combattre.

Névralgie faciale

Cette affection recèle un piège. Elle est si douloureuse que l'on fait faire toutes sortes d'examens et de radiographies pour avoir un diagnostic et l'espoir d'un traitement. Tout est négatif et l'on se retrouve chez le dentiste, car la douleur irradie dans les dents. *Ne vous laissez pas enlever les dents pour une névralgie faciale.* Au plus fort de la souffrance, vous finirez par penser qu'il suffit d'en arracher quelques-unes pour avoir un soulagement. Il n'en est rien, n'en faites pas la cruelle et inutile expérience.

A chaque crise, prenez plutôt : (3 à 10 fois par jour)

* névralgie faciale après coup de froid (spécialement par vent froid et sec) : ACONIT
* très violente : BELLADONA
* aggravée par le mouvement, en mangeant, en parlant : BRYONIA
* aggravée par le bruit : SPIGELIA
* améliorée par les applications froides : COFFEA
* améliorée par les applications chaudes : ARSENICUM ALBUM
* avec face rouge et chaude : BELLADONA.

Paralysie faciale

* dès que possible : ACONIT
* en cas d'échec, passer à CAUSTICUM, qui convient aux cas chroniques. Ne pas hésiter à consulter si le résultat se fait attendre, car il y a nécessité de porter un diagnostic.

Éruptions diverses[1]. Selon la localisation, prendre:

* éruption du menton : PULSATILLA
* du tour de bouche : SEPIA
* fentes au coin de la bouche : GRAPHITES
* rougeur diffuse des joues après le repas : LYCOPODIUM
* enflure allergique subite (« œdème de Quincke »),
  chez un sujet qui n'a pas soif : APIS
  chez un sujet qui a soif : BELLADONA.

Pour stopper la chute des poils

* barbe : PHOSPHORICUM ACIDUM
* sourcils : KALIUM CARBONICUM
* cils : RHUS TOXICODENDRON
* cheveux : voir la rubrique nº 5.

1. Voir également les rubriques spécialisées selon l'aspect de la lésion : eczéma, herpès, urticaire, etc.

CAUSTICUM, utilisé dans la paralysie faciale, est une *préparation originale de Hahnemann* à base de chaux et de bisulfate de potasse. Parmi ses indications les plus précieuses, il faut noter d'autres types de paralysies, des rhumatismes déformants, des verrues cornées et certaines formes de dépression nerveuse.

4 Contre les vertiges : le navet du diable

Les vertiges méritent réflexion afin d'éviter que chacun n'ait sa propre définition.

Le véritable vertige est le vertige giratoire : tout tourne autour du sujet, ou encore, il a l'impression de tourner lui-même dans le décor. De toute manière, si cela se prolonge, un diagnostic médical s'impose.

* vertige au moindre mouvement : BRYONIA
* en remuant les yeux : BRYONIA
* à la vue des objets en mouvement : COCCULUS
* quand on s'allonge : CONIUM
* après les repas : NUX VOMICA
* en voiture : COCCULUS
* amélioré en fermant les yeux : CONIUM.

Les autres circonstances que l'on peut appeler vertiges n'en sont pas sur le plan médical :

* vertige des hauteurs : voir rubrique 84
* peur de descendre les escaliers : BORAX
* déséquilibre à la marche. C'est une sorte de sensation d'ébriété, améliorée si l'on a quelqu'un à côté de soi, ou bien si l'on est près d'un mur. Prendre ARGENTUM NITRICUM avant de sortir de chez soi (car cela se produit surtout dans la rue). Le répéter si nécessaire en cours de promenade.

BRYONIA ALBA, la *bryone blanche* ou *navet du diable*, prête sa racine aux homéopathes pour faire un précieux remède. Non seulement de vertiges, mais également de maux de tête, d'épanchements divers, de rhumatismes aigus, de toux, de coryza sec, de troubles gastriques, de constipation, d'abcès du sein, d'inflammation des ovaires, de séborrhée, de certaines fièvres.

Il est bien certain qu'une telle énumération a de quoi surprendre, voire irriter. On se croirait en présence de la fameuse « panacée ». En fait BRYONIA (et ceci est valable pour tous les autres médicaments de la pharmacopée homéopathique) ne soigne pas *tous* les cas de vertiges, maux de tête, épanchements, etc., mais seulement ceux qui ont certaines particularités *caractéristiques du remède et du sujet auquel il peut s'appliquer*. On doit retrouver : irritabilité, aggravation par le mouvement et la chaleur. Quand on rencontre cet ensemble, peu importe le diagnostic clinique car le *diagnostic médicamenteux* est le même. Ces symptômes représentent *le mode réactionnel du malade*. BRYONIA est capable d'exalter ce mode réactionnel pour aider le malade à chasser sa maladie, quel que soit le nom de celle-ci.

5 Cuir chevelu : respectez son système de défense

L'état du cuir chevelu et des cheveux est le reflet de ce qui se passe dans tout l'organisme. Cela est d'ailleurs un principe général : aucun organe, aucune région, aucun système ne peuvent être isolés du reste du corps.

Cuir chevelu

* séborrhée : OLEANDER
* éruption croûteuse de type ezcéma : VIOLA TRICOLOR [1]
* démangeaison du cuir chevelu sans cause : OLEANDER
* loupes : BARYTA CARBONICA. Ce médicament ne fera pas partir les loupes existantes, mais freinera leur évolution. Ne les faire enlever que si elles sont visibles ou très gênantes.

Cheveux

* chute diffuse des cheveux chez les gens nerveux : PHOSPHORICUM ACIDUM
* pelade (chute localisée) : FLUORICUM ACIDUM
* cheveux secs : THUYA
* cheveux gras : PHOSPHORICUM ACIDUM (voir également ci-dessus la séborrhée)
* pellicules : PHOSPHORICUM ACIDUM.

1. Pour le psoriasis et la croûte de lait, voir les rubriques correspondantes.

Voici comment résoudre l'épineuse question des shampooings. Principe général : moins on en fait, mieux on se porte. Les choisir aussi doux que possible, une seule fois dans la même séance, en rinçant soigneusement. Lavez vos cheveux le moins souvent possible s'ils sont gras. Leur graissage vient des glandes du cuir chevelu et constitue une réaction de défense. Plus on agresse les cheveux avec un shampooing, plus les glandes sécrètent. C'est dur à dire à notre époque de grande hygiène : supportez le plus possible vos cheveux gras. Huit jours d'espacement est un minimum en dessous duquel il ne faut absolument pas descendre. Tenez quinze jours : vous ne le regretterez pas. Jouez avec la mode des foulards (peu serrés). Cachez vos cheveux gras et oubliez-les.

PHOSPHORICUM ACIDUM est, bien entendu, le nom latin de l'*acide phosphorique*. Outre son action bénéfique sur les cheveux, il est utile pour lutter contre la fatigue cérébrale, certaines dépressions nerveuses, la déminéralisation, la diarrhée.

A remarquer que certains choisissent l'homéopathie « pour éviter d'absorber des produits chimiques ». L'acide phosphorique en est un : dilué et appliqué selon la loi de similitude, il guérit sans danger les troubles qu'il est capable de provoquer.

Nez — gorge — oreilles

6 Contre le rhume : l'oignon ou le sel?

Le rhume ou « coryza » est une des maladies les plus répandues et les plus difficiles à soigner. L'homéopathie a des ressources dans ce domaine : pas besoin « d'attendre que ça passe », nous avons des médicaments appropriés.

Au moindre coup de froid

* prenez immédiatement une dose d'OSCILLOCOCCINUM 200
* puis toutes les heures trois granules d'ACONIT COMPOSÉ

Pour réussir, il est indispensable d'avoir chez vous ces deux médicaments et de les prendre, comme par réflexe, à la moindre attaque. Il vaut mieux les prendre pour rien que de se coucher un soir en disant : « Je me soignerai demain si cela continue » : le lendemain, vous aurez des symptômes plus tenaces, plus difficiles à chasser.

Si vous avez laissé passer le stade initial

* si vous éternuez et que vous ayez froid : NUX VOMICA
* si votre nez est bouché,
  et sec : SAMBUCUS NIGRA
  bouché la nuit et dégagé le jour : NUX VOMICA
* si votre nez coule,
  comme de l'eau : ALLIUM CEPA
  jaune : PULSATILLA (écoulement non irritant)
  MERCURIUS SOLUBILIS (irritant)
  HYDRASTIS CANADENSIS (gros bouchons jaunes)
  jaune-verdâtre : KALIUM BICHROMICUM.

Vous avez ci-dessus les grands symptômes du rhume banal. Dès maintenant, prenez l'habitude d'appeler cela un rhume et non une grippe. La grippe n'est pas un coup de froid qui se porte sur le nez (voir la rubrique 15).
ALLIUM CEPA est le nom savant derrière lequel se cache le vulgaire *oignon ;* vous saviez déjà qu'il irrite les muqueuses : il n'y a rien d'étonnant qu'il les soigne.

Rhume à répétition

Le problème est ici tout autre. Si vous avez un rhume tous les quinze jours avec écoulement aqueux important, il y a peu de chance pour que ce soit dû à une série de coups de froid. C'est généralement une forme d'allergie pour laquelle il faudra voir un médecin homéopathe.

* en attendant prenez NATRUM MURIATICUM.

NATRUM MURIATICUM, c'est le banal *sel de cuisine*. Mais il ne sert à rien de ressaler vos aliments pour vous traiter : le sel ne développe toute sa puissance thérapeutique que s'il est préparé spécialement pour l'usage homéopathique. Il sert également pour la dépression nerveuse, la déminéralisation, la constipation, l'herpès.

Polypes nasaux

Ils se développent sur le terrain allergique et nécessitent eux aussi un traitement de fond. Il ne les fera pas fondre mais évitera qu'ils ne repoussent après l'opération : différez celle-ci aussi longtemps que vous pourrez. Plus sa date sera éloignée de celle du début du traitement homéopathique, plus vous augmenterez vos chances que ce soit la dernière apparition.

7 Saignement de nez : évitez la cautérisation

L'homéopathe repense tous les gestes de la vie quotidienne du médecin. C'est ainsi qu'il évite, autant qu'il le peut, la cautérisation électrique des saignements de nez. Si la nature provoque un saignement de nez, pourquoi le tarir à tout prix? Il ne faut le faire que comme dernier moyen.

Pour les cas banals, le *tamponnement* se fera simplement avec un coton, sans médicament d'usage local.

Le traitement est interne; il sera souvent spectaculaire et vous aurez là l'occasion de vous convaincre de l'efficacité de l'homéopathie.

Dans les cas habituels, alterner de cinq en cinq minutes trois granules des deux médicaments suivants :

* MILLEFOLIUM 4 CH
* CHINA 5 CH

Si l'on connaît la cause, prendre au même rythme :

* après un coup : ARNICA 9 CH
* pendant le mal de tête : BELLADONA 9 CH
* pendant la fièvre : FERRUM PHOSPHORICUM 9 CH

En cas de saignement à répétition

* PHOSPHORUS 9 CH, trois granules trois fois par jour, et consulter.

FERRUM PHOSHORICUM, le *phosphate ferrique,* sert principalement dans les affections respiratoires aiguës, les otites et les anémies.

8 Rhume des foins : protégez vos muqueuses

C'est une expression qui serait poétique, si elle n'était synonyme de grande gêne pour les victimes : le nez est bouché, les éternuements sont incessants, les yeux piquent, la tête ne peut plus penser. C'est à la saison des foins que l'on rencontre le plus fréquemment cette affection, mais il faut en rendre responsable avant tout les plantes fourragères, et certains arbres. Leur pollen peut être très allergisant.

Actuellement, on assiste à une recrudescence du rhume allergique en septembre, période de pollinisation de l'*Ambrosia*. Cette plante nous est venue d'Amérique : son pollen s'est collé à la carlingue des avions et c'est dans la région des aéroports qu'elle est la plus fréquente.

Pour bien saisir le problème du rhume des foins, il faut considérer avant tout le fait pollinique.

Le pollen est gênant s'il rencontre un terrain prédisposé. C'est ce terrain que vous devez faire traiter tous les ans vers janvier ou février chez votre médecin homéopathe.

Quant au pollen lui-même, il attaque plus ou moins selon les saisons, en fonction du temps qu'il fait. S'il pleut, il est collé au sol et vous laisse tranquille. S'il fait du vent, les accès redoublent.

Il existe une protection possible : enduisez l'intérieur de vos narines de vaseline, elle fera écran; mais n'omettez jamais de le faire avant de sortir de chez vous, même pour cinq minutes.

Prenez systématiquement trois fois par jour :

* ARSENICUM ALBUM
* ALLIUM CEPA
* SABADILLA

Ajoutez selon les symptômes :

* si les yeux piquent : EUPHRASIA ou APIS (celui des deux qui marchera le mieux)
* en cas d'asthme des foins : IPECA

Localement, utilisez, avant de sortir de chez vous :

* dans les narines : pommade au CALENDULA
* dans les yeux : 1 goutte de collyre au CINERARIA.

SABADILLA, la *cévadille*, est une plante originaire du Mexique. C'est un bon remède des muqueuses respiratoires (spécialement chez les personnes qui supportent mal l'odeur des fleurs) et des troubles dus aux vers.

9 Dans les troubles de l'odorat : la colchique

« Si ça ne vous est jamais arrivé, vous n'avez pas idée de ce que c'est que de vivre dans un horrible monde sans odeur. Entre autres, la nourriture devient fade, même si on en conserve le goût. »

Ces propos vécus sont impressionnants : on s'aperçoit que l'on a un corps lorsqu'il ne fonctionne plus correctement.

Perte de l'odorat :

* KALIUM BICHROMICUM (consultez si cela ne passe pas rapidement)

Sensation que tout a une mauvaise odeur :

* SULFUR

Hypersensibilité aux odeurs

* de tabac, café, parfums : IGNATIA
* de fleurs : SABADILLA
* d'aliments cuits : COLCHICUM.

Le dernier médicament cité est COLCHICUM AUTOMNALE, la fameuse *colchique* qui pousse dans nos prés humides. Les allopathes l'emploient pour combattre les crises de goutte et l'excès d'acide urique dans le sang. Les homéopathes ont les mêmes indications mais pas fortuitement : d'après les modalités trouvées expérimentalement (aggravation la nuit et par le toucher). Si le cas offre d'autres modalités, il faut employer un autre médicament.

COLCHICUM est en outre un remède de diarrhée, ce qui n'étonnera pas ceux qui ont pris de la colchicine à dose forte : ce qu'une substance provoque, elle peut le guérir à condition d'être prescrite selon la loi de similitude.

Une histoire d'olfaction

On raconte qu'un jour, un brave paysan allemand consulta Hahnemann pour une fluxion dentaire. A cette époque le Maître, toujours en souci d'expérimentations nouvelles, essayait de déterminer si les médicaments homéopathiques peuvent agir par la simple olfaction.

Après interrogatoire et examen, il détermine le médicament approprié au cas. Puis il demande à son client, en lui mettant une fiole sous le nez, de respirer profondément. Après quelques inhalations, le paysan a toujours sa fluxion mais elle ne lui fait plus mal ! D'un air ravi, il demande à Hahnemann ce qu'il lui doit : « Deux thalers. » Le client sort alors deux thalers, les met sous le nez du médecin en déclarant : « Respirez bien profondément », et sort en ricanant.

A quelque temps de là, il lui fit apporter un gros dindon.

10 Contre la sinusite : le « foie de soufre »

La sinusite a plusieurs causes, en particulier l'infection et l'allergie. C'est dire une fois encore l'importance du terrain et des conseils du médecin homéopathe pour le modifier.

On confond parfois *sinusite* (nez bouché, écoulement plus ou moins purulent, opacité sinusienne à la radio) et *migraine frontale* (où les douleurs sont plus volontiers battantes, les symptômes du nez absents et la radiographie normale).

* sinusite sans écoulement, avec nez bouché : BELLADONA
* sinusite avec écoulement jaune, irritant : MERCURIUS SOLUBILIS
* avec productions épaisses, jaunes, élastiques, comme des « bouchons », presque à couper au couteau : HYDRASTIS CANADENSIS
* avec écoulement vert : KALIUM BICHROMICUM
* avec beaucoup de croûtes dans le nez : KALIUM BICHROMICUM
* avec pus mélangé de sang : PHOSPHORUS
* sinusite chronique : SILICEA
* avec mauvaise odeur dans le nez : HEPAR SULFUR
* avec douleurs aggravées au moindre courant d'air : HEPAR SULFUR
* avec douleurs aggravées au toucher : HEPAR SULFUR.

La plupart des médicaments homéopathiques qu'Hahnemann utilisa pour faire ses expérimentations étaient employés par la médecine courante de son époque. Au lieu de les utiliser « contre » telle ou telle affection, il étudiait ce qu'ils pouvaient provoquer chez l'homme sain et les prescrivait par la suite aux malades présentant l'ensemble de symptômes qu'il avait recueillis.

Il se servit également de préparations originales qu'il avait mises au point lui-même : HEPAR SULFUR ou *foie de soufre calcaire* est l'une de celles-ci. Il s'agit d'un mélange porté au rouge de coquilles d'huîtres et de fleur de soufre.

C'est un de nos plus grands médicaments homéopathiques : il est souvent capable de remplacer les antibiotiques, ce qui donne une idée de sa puissance. Il est indiqué dans toutes sortes d'infections.

11 Angines : les amygdales sont des sentinelles

Faut-il à tout prix enlever les amygdales? Les médecins sont partagés sur cette question. Du côté des partisans, on fait remarquer que cela permet d'éviter les complications (otites et néphrites). L'homéopathe, sauf pour des cas exceptionnels, se range dans le clan des opposants : il s'agit d'une mutilation *inutile* puisque l'homéopathie est efficace pour prévenir les angines à répétition, et *illogique*, puisque l'opération ne modifie en rien la faiblesse du terrain qui permet l'éclosion des angines. De grosses amygdales sans angine constituent encore moins une indication d'ablation. Les amygdales sont les sentinelles des voies aériennes supérieures. Si on les enlève, les microbes attaquent plus bas.

Selon l'aspect de l'angine[1]

* angine d'un rouge brillant : alterner BELLADONA et MERCURIUS SOLUBILIS (chacun trois fois par jour)
* rouge sombre : PHYTOLACCA
* avec points blancs : MERCURIUS SOLUBILIS
* angine avec douleurs irradiées aux oreilles : PHYTOLACCA
* si seule l'amygdale gauche est touchée, ajouter aux médicaments ci-dessus : LACHESIS
* si seule l'amygdale droite est touchée, ajouter : LYCOPODIUM
* en cas de menace de phlegmon : ajouter HEPAR SULFUR

En cas de pharyngite

Il ne s'agit plus d'une inflammation ou d'une infection des amygdales mais de l'arrière-gorge.

* pharyngite avec mucus jaune au fond de la gorge : HYDRASTIS CANADENSIS
* granulations au fond de la gorge avec râclement constant : ARGENTUM NITRICUM
* pharyngite à répétition : BARYTA CARBONICA

Gargarismes.

Dans tous les cas, on se trouvera bien de la formule suivante :

* PHYTOLACCA T. M.
CALENDULA T. M. } aa q.s.p. 15 ml

Vingt-cinq gouttes dans un bol d'eau tiède bouillie, deux ou trois fois par jour.

1. Il peut y avoir un certain danger à soigner une angine sans avis médical : faites-la passer en vingt-quatre heures ou contactez votre médecin.

Le problème de la latéralité

On voit recommandé plus haut LACHESIS pour une angine siégeant à gauche et LYCOPODIUM pour une angine siégeant à droite. On peut sourire; cela n'empêchera pas qu'*expérimentalement*, chez un homme sain, LACHESIS enflamme l'amygdale gauche (et a tendance à irriter ensuite seulement la droite), et inversement pour LYCOPODIUM. Ce sont des faits réels que l'on ne peut que constater et devant lesquels nous hésitons d'autant moins à nous incliner qu'ils correspondent à une efficacité clinique maintes fois vérifiée. Ils évoquent également la nécessité pour l'homéopathe de faire un diagnostic très précis.

MERCURIUS SOLUBILIS, un des principaux remèdes d'angines, est efficace dans beaucoup d'affections des muqueuses, notamment digestives, respiratoires, oculaires, urinaires et génitales.

12 Contre la laryngite : le gouet à trois feuilles

La laryngite est une inflammation douloureuse du larynx et particulièrement des cordes vocales.

* laryngite après coup de froid sec : ACONIT
* douleurs vives avec aphonie : CAUSTICUM
* douleurs pires le soir, avec voix rauque : PHOSPHORUS
* sensation, lorsqu'on avale, d'avoir une écharde dans la gorge : ARGENTUM METALLICUM
* aphonie améliorée quand on parle : RHUS TOXICODENDRON
* aphonie d'origine nerveuse : IGNATIA
* baisse de la voix ou aphonie après l'avoir trop fait travailler : ARUM TRIPHYLLUM

ARUM TRIPHYLLUM, le *gouet à trois feuilles*, est la providence des comédiens, des chanteurs, des orateurs. Ceux qui se connaissent une voix fatigable doivent le prendre sitôt avant l'effort. On peut même conserver aisément deux ou trois granules entre la lèvre et la gencive sans gêne et sans que cela se remarque.

13 Otites : percer ou ne pas percer?

Une simple otite rouge par inflammation du tympan doit être soignée promptement (par l'homéopathie, pourquoi n'oseriez-vous pas?) mais ne pose pas de problème en elle-même.

Une otite suppurée (avec présence de pus derrière le tympan, dans la cavité où se trouvent les osselets) mérite plus de prudence. Quand on en est à ce stade, les antibiotiques ne sont pas efficaces par eux-mêmes. Il faut absolument évacuer le pus, donc faire une paracentèse [1], geste logique que l'homéopathe accepte : ne s'agit-il pas d'un drainage du pus vers l'extérieur? Il n'ajoute pas d'antibiotique « de couverture » mais des médicaments indiqués selon la loi de similitude.

En cas d'otites à répétition, un traitement de fond régulier arrête le processus. Il n'y a pas lieu de craindre la redoutable complication d'autrefois : la mastoïdite, suppuration de la cavité osseuse qui se trouve à l'arrière de l'oreille. Parfois, au début d'un traitement au long cours, on peut assister à des paracentèses spontanées : l'enfant a fait une otite éclair dans la nuit et, quand sa mère le réveille, elle trouve du pus sur l'oreiller.

Le traitement homéopathique au long cours des otites à répétition évite la pose d'un *diabolo*, sorte de drain en plastique mis en permanence sur le tympan. Le but est de faire évacuer le pus vers l'extérieur s'il s'en forme; mais le diabolo risque également de laisser passer les microbes dans le sens contraire.

1. Ouverture du tympan.

Voici quelques conseils pour l'otite aiguë; bien entendu, consulter s'ils ne sont pas efficaces en quelques heures.

* au moindre coup de froid provoquant un mal d'oreille : ACONIT
* si le mal persiste : BELLADONA, FERRUM PHOSPHORICUM, CAPSICUM en alternance
* angine qui se transforme en otite : ajouter PHYTOLACCA
* en cas d'otite chronique : ARSENICUM ALBUM, en attendant le rendez-vous chez le médecin pour un traitement personnalisé.

Un jour, je recommandai trois granules d'ACONIT 9 CH toutes les heures pour un petit Jérôme, trois mois, qui commençait une otite rouge. Le résultat fut spectaculaire, la maladie avorta. Quand je vis le père quelque temps après, je lui posai une question perfide :

« Vous êtes visiteur médical, vous recommandez toute la journée les antibiotiques de votre firme à mes confrères. N'y a-t-il pas quelque chose de changé désormais? Pourrez-vous encore être persuasif? »

La réponse vint instantanément, prouvant que mon interlocuteur avait réfléchi au problème :

« Vos confrères n'ont pas l'homéopathie à leur disposition, il faut bien que je leur fournisse les armes qu'ils savent utiliser. »

PHYTOLACCA DECANDRA, la *phytolaque*, est une plante d'origine américaine. On l'utilise également pour l'inflammation des seins et les rhumatismes musculaires.

14 Bourdonnements d'oreille : qui cherche trouve

Un bruit incessant, régulier, toujours présent, qui ronge le silence. Pire encore quand on est seul, quand la nuit est là qui devrait apaiser. Peut-on le chasser en conciliant médecine et bon sens?

Côté médecine : le bourdonnement d'oreille n'est pas un diagnostic. Plusieurs sortes de troubles peuvent le provoquer, et un examen spécialisé s'impose. Si la cause est anatomique (virus sur le nerf auditif, artère de l'oreille interne bouchée), l'homéopathie ne peut soulager; elle ne réussit que pour les cas d'origine nerveuse [1].

Côté bon sens : si c'est nerveux, réfléchissez à ce qui suit. Vous créez vous-même votre bourdonnement. N'importe qui, dans le calme, jouant involontairement avec son anxiété, peut percevoir un bruit venant des oreilles. Il suffit de se concentrer suffisamment, surtout si l'on en a déjà eu plus ou moins spontanément auparavant. Que se passe-t-il lorsque vous suivez un traitement pour cette affection? Vous vous convoquez de temps à autre pour vérifier si le bourdonnement a disparu : c'est le meilleur moyen de le recréer. Faites-vous prescrire un traitement de fond pour les nerfs et n'y pensez plus.

En attendant, essayez la formule :
* NATRUM SALICYLICUM
* CHININUM SULFURICUM
(trois granules de chacun trois fois par jour).

CHININUM SULFURICUM, le *sulfate de quinine*, donne des bourdonnements d'oreille. C'était un inconvénient bien connu quand on l'employait autrefois en médecine classique contre la fièvre; il n'est donc pas étonnant qu'il les combatte. Il sert encore en homéopathie pour des névralgies et la néphrite.

15 La grippe : sachez d'abord ce que c'est

On appelle grippe n'importe quoi — en tout cas beaucoup d'états qui n'en sont pas. Le moindre coup de froid, rhume ou simple éternuement, et l'on dit : « J'ai la grippe. » Or la grippe [2] est due à un virus déterminé (qui change assez souvent mais est identifia-

1. Si un jour vous avez brutalement des bourdonnements d'oreille alors que vous n'en avez jamais eus auparavant, consultez d'urgence un spécialiste O.R.L. : vous n'avez peut-être que quelques heures pour sauver votre oreille.

2. La grippe est classée ici avec les maladies O.R.L. pour faciliter son repérage; mais c'est une maladie infectieuse de l'état général.

ble), ses symptômes sont précis : fièvre élevée, mal de tête diffus, douleurs musculaires, voire articulaires. Il importe de bien différencier la grippe pour la soigner correctement.

Mais il y a plus grave à combattre. C'est à se demander si la grippe n'est pas un des principaux fléaux de notre civilisation, tant est grand le concert de lamentations : « Attention, la grippe va venir — la grippe arrive — la grippe est là ! » Tel journaliste de télévision, connu pour être le chantre d'un sport très populaire, se plaignait l'hiver dernier devant des millions de gens : « J'ai la grippe, elle arrive aussi pour vous. » C'est ainsi qu'involontairement on vous conditionne. La maladie, ce n'est pas seulement l'attaque du virus; elle commence lors de la faiblesse qui précède l'attaque. Ce concert d'avertissements, cette petite panique que l'on crée — en toute bonne foi —, vous met en état de moindre résistance. *N'ayez pas peur de la grippe et vous aurez moins de chances d'en être victime.* Messieurs les journalistes, vous dont la mission est de former en informant, sachez que la parole et l'écrit — s'ils ne véhiculent pas les microbes et les virus — peuvent les aider à s'implanter en affaiblissant leurs ennemis, c'est-à-dire nous !

Reste le problème du vaccin antigrippal. Vous le savez déjà : il est préparé à partir des virus passés. Il reste donc efficace lorsque le virus change peu, mais ne sert à rien lorsqu'il y a une modification radicale de la souche. En outre, certaines personnes le tolèrent mal, et font même de la fièvre après l'injection. La vaccination antigrippale revient alors à choisir la date de la fièvre ! Cela souligné, il ne faut pas être systématiquement contre; mais le vaccin antigrippal doit être réservé aux sujets particulièrement exposés aux risques de complications grippales (cardiaques, grands diabétiques, emphysémateux, vieillards). Les autres personnes auront moins d'inconvénients à risquer d'attraper la grippe, car une *maladie naturelle* vécue sans séquelles par un organisme sain ne laisse pas de traces.

Pour remplacer le vaccin prendre :

* INFLUENZINUM 30 CH, trois granules par semaine pendant toute la période hivernale.

Si la grippe est là :

* immédiatement une dose d'OSCILLOCOCCINUM 200
* trois heures après, une dose de SULFUR 30 CH
* puis toutes les heures en alternance trois granules de :
  GELSEMIUM 9 CH
  RHUS TOXICODENDRON 9 CH
  EUPATORIUM PERFOLIATUM 9 CH.

EUPATORIUM PERFOLIATUM est une herbe d'Amérique que les Indiens utilisaient contre certaines fièvres. L'expérimentation homéopathique confirme cet usage en précisant que le remède agit bien s'il y a présence de douleurs osseuses.

Yeux

Dans ce chapitre sur les yeux, ne sont traitées que les affections qui se voient... à l'œil nu.

Beaucoup d'autres affections peuvent être traitées ou freinées par le traitement homéopathique, conjointement au traitement classique, sous la surveillance d'un spécialiste. C'est le cas du *glaucome* et de la *cataracte*.

Pour les troubles subjectifs tels que les *mouches volantes*, affection nerveuse, se reporter à ce qui a été dit à la rubrique 14 sur les bourdonnements d'oreille, et transposer, le traitement lui-même étant mis au point par un médecin homéopathe.

Les *coups sur l'œil* se trouvent à la rubrique 100.

16 Contre la conjonctivite : le « casse-lunettes »

La conjonctivite est l'inflammation du « blanc de l'œil ». Les causes les plus fréquentes sont le coup de froid et l'allergie (en particulier au cours du rhume des foins).

Selon la cause :

* après coup de froid : ACONIT.

Selon l'aspect :

* simple rougeur : EUPHRASIA
* rougeur sombre : BELLADONA
* conjonctives enflées (on voit un bourrelet autour de l'iris) : APIS.

Selon l'écoulement :

* avec larmoiement non irritant : ALLIUM CEPA
* avec larmoiement irritant : EUPHRASIA
* avec pus non irritant : PULSATILLA
* avec pus irritant : MERCURIUS CORROSIVUS.

Localement :

* appliquer trois fois par jour le collyre:
  - CALENDULA 3x, vingt gouttes
  - EUPHRASIA 3 x, vingt gouttes
  - Sérum physiologique... qsp 15 ml.

EUPHRASIA OFFICINALIS, l'*euphraise*, a pour nom populaire « casse-lunettes », car c'est une plante réputée pour les yeux. Elle l'était avant son utilisation homéopathique. On peut nous accuser de copier : nous pouvons rétorquer que l'on peut faire de l'homéopathie sans le savoir.

17 Paupières : n'ayez pas peur des champignons vénéneux

Nous allons passer en revue les symptômes objectifs, faciles à voir et donc à soigner, qui peuvent se produire au niveau des paupières.

Paupières enflées

* rouges et chaudes au toucher : APIS
* blanches et froides : ARSENICUM ALBUM.

Inflammation du bord des paupières (blépharite)

* paupières collées le matin : GRAPHITES
* écoulement non irritant : PULSATILLA
* écoulement irritant (avec parfois petits ulcères sur le bord des paupières) : MERCURIUS CORROSIVUS.

Eczéma

* sec : ARSENICUM ALBUM
* suintant : GRAPHITES.

Orgelet

* alterner trois fois par jour : PULSATILLA et HEPAR SULFUR
* consulter pour un orgelet à répétition.

Chalazion (petite grosseur dure du bord de la paupière) :

* STAPHYSAGRIA.

Coins fendus

* GRAPHITES.

Tics des paupières

* AGARICUS MUSCARIUS.

AGARICUS MUSCARIUS est la *fausse oronge*, champignon vénéneux s'il en est. N'ayez pas peur des champignons vénéneux... s'ils sont dilués par la voie homéopathique. La dilution 9 CH que vous prendrez contient moins de

$$\frac{1}{1000000000000000000}$$ molécule de produit de base!

(le dénominateur a dix-huit zéros!)

A part les tics de toutes natures, AGARICUS est recommandé en homéopathie pour le surmenage, les engelures, certaines diarrhées.

Bouche

18 Lèvres : habillez-les d'un sourire

Si vous ne le faites naturellement, apprenez à sourire [1]. Cela n'a rien à voir avec la médecine, pensez-vous ? En fait, vos relations sociales en seront facilitées et votre moral sera donc meilleur. L'homéopathe étudie l'aspect extérieur de ses patients, c'est la « typologie » qui l'aide à déterminer, parmi d'autres signes, les médicaments à prescrire. Lorsque l'on expérimente les substances à usage homéopathique, on le fait sur le plus grand nombre possible de sujets. On remarque que certains développent plus facilement des symptômes que d'autres. Ils sont plus sensibles à la substance étudiée. Parmi eux, certains ont un aspect physique et moral qui se retrouve avec fréquence, ils ont une « typologie » particulière. Quand le médecin homéopathe rencontre la même typologie chez un client, il a une idée sur le traitement à prescrire.

A force de les scruter, il sait qu'il y a des visages tristes, fermés, timides, ouverts, apeurés. Il y en a même qui sourient par gêne. Un médecin homéopathe vous le dit : souriez plus souvent. Ceux que vous côtoyez le méritent bien.

1. Voir Josette Lyon : *Mes 101 meilleurs trucs de beauté*, Hachette.

Lèvres fendues

* au milieu : NATRUM MURIATICUM
* au coin de la bouche : GRAPHITES (si la crevasse a un fond jaune)
  NITRICUM ACIDUM (si elle a un fond rouge).

Lèvres sèches

* BRYONIA est le remède le plus courant
* ARUM TRIPHYLLUM est à ajouter si vous arrachez les peaux.

Lèvres rouges et enflées

* si vous avez soif : BELLADONA
* si vous n'avez pas soif : APIS.

Herpès : voir la rubrique 62.

NITRICUM ACIDUM, l'*acide nitrique*, est un grand remède des crevasses quelle que soit leur localisation, mais spécialement près des orifices (coin des yeux ou de la bouche, anus). Il est également efficace contre certaines verrues et l'ulcère d'estomac.

19 Vos dents permettent de deviner votre constitution

Nous venons de voir à la rubrique précédente que la configuration extérieure des sujets est utile au médecin homéopathe. L'une des classifications typologiques utilisées est celle des *constitutions*, selon l'élément minéral qui domine dans l'organisme.

1 — *Vous avez les dents carrées*, presque aussi larges que hautes. Vraisemblablement, votre visage est rond, vos membres courts et trapus; lorsque vous étendez l'avant-bras, il n'est pas complètement

dans le prolongement du bras, vous n'arrivez pas tout à fait à 180°. Vous avez tendance à l'embonpoint :

VOUS ÊTES UN « CARBONIQUE ».

Vous êtes patient et obstiné, clair et précis, ordonné. Vous ne craignez pas les responsabilités. Vous êtes un être endurant, quelqu'un sur qui l'on peut compter et s'appuyer. Vous avez de la volonté, un raisonnement logique. Respectueux de l'ordre social, vous cherchez la sécurité. Vous êtes discipliné s'il le faut, et constructeur.

2 — *Vous avez les dents rectangulaires et longues.* Votre visage est ovale, vos membres sont longs et fins; lorsque vous étendez l'avant-bras, il se trouve dans le prolongement exact du bras :

VOUS ÊTES UN « PHOSPHORIQUE ».

Vous êtes grand, élancé, à la démarche souple et élégante.

Vous exprimez facilement vos sentiments. Vous êtes un passionné et en souffrez quelquefois car vos désespoirs sont aussi prompts que vos enthousiasmes. Vous avez du charme naturellement. Attention : vous vous fatiguez vite. Vous êtes compatissant pour les autres et vous avez beaucoup d'amis. Vous aimez le sport, les arts, les animaux. Vous êtes exposé aux maladies de l'arbre respiratoire (bénignes et curables par l'homéopathie).

3 — *Vous avez les dents asymétriques*, mal plantées. Votre visage est légèrement irrégulier; lorsque vous étendez l'avant-bras sur le bras, il fait un angle ouvert, supérieur à 180° (hyperlaxité) :

VOUS ÊTES UN « FLUORIQUE ».

Votre démarche est irrégulière, vos gestes larges et précipités. Vous avez de très bonnes facultés d'assimilation intellectuelle. Surveillez vos tendances à l'exaltation. Ne restez pas dans l'indécision, mais ne cédez pas non plus aux « coups de tête » ni à l'irritabilité. Vous avez besoin de la présence des autres, pour échanger des idées. Le désordre vous plaît, mais c'est en son sein que vous développez vos capacités.

Avez-vous *deviné* votre constitution? Bien que dans « deviner » on retrouve la racine « devin », ne croyez pas que l'homéopathie soit ésotérique[1].

Douleurs dentaires

* de toute manière, appliquer sur la gencive quelques gouttes de PLANTAGO T. M., et prendre l'un des médicaments suivants :
* douleur améliorée par l'eau froide : COFFEA
* améliorée par l'eau chaude : ARSENICUM ALBUM
* améliorée en se frottant les joues : MERCURIUS SOLUBILIS
* douleur insupportable : CHAMOMILLA
* douleur aggravée en parlant : CHAMOMILLA
* douleur pendant les règles : STAPHYSAGRIA
* spécialement pour la dent de sagesse : CHEIRANTHUS CHEIRI.

Fluxion dentaire (la joue est enflée)

* MERCURIUS SOLUBILIS.

Carie dentaire

* dent noire : KREOSOTUM
* dent grise : MERCURIUS SOLUBILIS.

Allergie à la prothèse dentaire

* obtenir du dentiste un échantillon de la résine utilisée et le faire diluer selon le procédé homéopathique; on obtient ainsi un « isothérapique » en 9 CH dont on prend trois granules trois fois par jour; on espace ensuite selon l'amélioration.

Grincement de dents

* BELLADONA trois granules au coucher.

Dentition de l'enfant : voir la rubrique 90.

1. On peut l'aborder par la voie ésotérique, mais l'approche scientifique est celle de la plupart des homéopathes. L'ésotérisme est ici un problème personnel projeté sur la réalité de l'homéopathie et indépendant d'elle.

Existe-t-il des dentistes homéopathes?

Il y en a de plus en plus. Il est très intéressant pour eux d'adjoindre l'homéopathie à leur arsenal car :
— ce qui se passe dans la bouche est directement accessible à la vue, ils peuvent ainsi facilement trouver les médicaments d'action locale;
— ils ont la possibilité de calmer leurs patients sans tranquillisant et opérer sans souci (voir la rubrique 76);
— ils échappent souvent à la nécessité de prescrire un antibiotique.

STAPHYSAGRIA est un de nos remèdes de dents. Son nom commun est *staphisaigre*, ou « herbe aux poux », ainsi appelée car l'on utilisait autrefois ses graines (réduites en poudre) en usage externe pour tuer les poux.

Pour les homéopathes, STAPHYSAGRIA est un médicament de l'hypersensibilité nerveuse, de l'irritation urinaire et génitale. Il est utile également pour les verrues, les chalazions et les blessures.

20 Pour les muqueuses de la bouche : le borate de soude

Il s'en passe des choses dans ce monde septique qu'est la bouche! Ne vous êtes-vous jamais demandé pourquoi, alors qu'il y a des microbes dans la bouche, les muqueuses sont habituellement intactes?

Voilà un exemple du système de défense de l'organisme : tant qu'il est bien portant, les muqueuses ne sont pas attaquées. Et quand ça change, l'homéopathie vient à leur secours.

Aphtes

* dans tous les cas, on se trouvera bien de les badigeonner avec PLANTAGO T. M. (dilué dans un peu d'eau bouillie si cela pique trop); en outre, choisir parmi les médicaments suivants :
* aphtes douloureux au contact des aliments : BORAX
* avec douleurs piquantes : NITRICUM ACIDUM
* avec salivation : MERCURIUS SOLUBILIS
* avec mauvaise haleine : MERCURIUS SOLUBILIS
* avec exsudation d'un liquide jaunâtre : SULFURICUM ACIDUM
* avec brûlures : ARSENICUM ALBUM.

Les gencives

* saignent : PHOSPHORUS
* sont enflées et spongieuses : MERCURIUS SOLUBILIS
* présentent un abcès : HEPAR SULFUR
* sont rétractées, les dents se déchaussent, c'est la « pyorrhée » ou « parodontopathie » : MERCURIUS SOLUBILIS 9 CH, trois granules trois fois par jour
GUN POWDER 3x trit., trois mesures par jour (prendre les deux médicaments en alternance).

Mauvais goût dans la bouche

* mauvais goût sans caractère particulier : PULSATILLA
* goût métallique : MERCURIUS SOLUBILIS
* goût d'œufs pourris : ARNICA
* goût de sel : MERCURIUS SOLUBILIS
* goût d'argile : PULSATILLA
* goût acide : NUX VOMICA.

Absence de goût

* en général : PULSATILLA
* si vous trouvez mauvais goût au café : IGNATIA.

Mauvaise haleine

* MERCURIUS SOLUBILIS.

BORAX, un des principaux remèdes d'aphtes, c'est le *borate de soude*. Il était employé en allopathie dans la même indication mais en attouchement local (alors que nous le faisons absorber). C'est également un remède de nourrisson nerveux. Il combat encore la peur des mouvements de descente.

21 Langue : attention aux gros plans!

Voir des langues fait partie de la tâche quotidienne du médecin. Et encore un peu plus lorsque ce médecin est homéopathe, car l'aspect de la langue du patient — en dehors de toute lésion — peut contribuer au diagnostic médicamenteux.

Messieurs de la télévision, cameramen, cadreurs, réalisateurs, s'il vous plaît, ne nous montrez plus les langues de nos vedettes préférées : quand elles ont le tube digestif surmené, le spectacle n'est pas très beau. Remarquez que je ne publierai pas le nom de tel chanteur qui mange trop, ou de tel autre dont l'intestin est paresseux : le secret professionnel s'impose même aux faits devinés!

Langue chargée

- dans sa moitié postérieure : NUX VOMICA
- dans toute son étendue, grosse couche blanche comme la peau du lait : ANTIMONIUM CRUDUM
- jaune : HYDRASTIS CANADENSIS
- langue « en carte de géographie » (avec des îlots normaux, d'autres chargés : TARAXACUM OFFICINALE
- noire : CARBO VEGETABILIS
- si la pointe est rouge : RHUS TOXICODENDRON.

Langue enflée

- langue enflée véritablement (on s'en aperçoit car elle garde l'empreinte des dents) : MERCURIUS SOLUBILIS
- si elle donne la sensation d'être enflée, si elle est difficile à sortir : GELSEMIUM SEMPERVIRENS.

Langue brûlante

- sensation de brûlure sans cause : IRIS VERSICOLOR
- parce que vous l'avez effectivement brûlée avec un liquide trop chaud : CANTHARIS.

Le symptôme en homéopathie

On ne retient, pour déterminer un traitement, que les symptômes *personnels au malade*. Un exemple caricatural permet de situer le problème : plus haut vous avez pu lire qu'une langue noire se traite avec CARBO VEGETABILIS. S'il y a une cause évidente, telle que d'avoir absorbé un médicament à base de charbon, cela ne réussira pas : ce n'est pas un symptôme personnel. Par contre, si la langue est noire pour une raison digestive pathologique, le traitement sera efficace.

TARAXACUM OFFICINALE, n'est autre que le vulgaire *pissenlit*, bon remède de drainage du tube digestif.

Estomac

22 Contre l'aérophagie : le charbon de bois

Malgré l'étymologie, cela ne veut pas dire que l'on avale de l'air. Il s'agit d'un problème de fermentation digestive : l'aérophagie se caractérise plus par ses conséquences que par ses causes.

Éructations

* par alimentation trop copieuse : CARBO VEGETABILIS
* par le pain : HYDRASTIS CANADENSIS
* par contrariété : ARGENTUM NITRICUM
* éructations très abondantes : ARGENTUM NITRICUM
* éructations qui ne soulagent pas : CHINA
* éructations qui soulagent : CARBO VEGETABILIS
* éructations très sonores : ARGENTUM NITRICUM
* éructations ayant le goût des aliments : CARBO VEGETABILIS
* éructations ayant le goût d'œufs pourris : ARNICA
* l'air remonte progressivement le long de l'œsophage, on sent comme une boule qui remonte : ASA FOETIDA.

Estomac plein d'air

* provoquant un gonflement visible extérieurement à son niveau : CARBO VEGETABILIS.

Gargouillements dans l'estomac :

* CUPRUM.

Voir également : Ballonnement, rubrique 29
Indigestion, rubrique 26.

CARBO VEGETABILIS, qui revient plusieurs fois ici, c'est le charbon de bois. Nous l'avons déjà rencontré à la rubrique précédente, indiqué en cas de langue noire. Nous le retrouvons pour l'aérophagie. Les nécessités d'un exposé clair nous font séparer les symptômes, mais vous devez savoir qu'au contraire, la tâche quotidienne du médecin homéopathe est de rassembler un faisceau de symptômes indiquant le même remède. C'est alors qu'il est sûr de sa prescription. Ici les indications sont plus succinctes mais c'est la seule chance pour vous d'arriver au succès dans l'automédication.

Outre ses propriétés digestives, CARBO VEGETABILIS est utile dans les maladies aiguës et chroniques, où il y a perte de chaleur vitale.

23 Contre la gastrite : l'iris

Ce qui suit concerne les douleurs occasionnelles. Si vous avez chaque jour des douleurs d'estomac (après les repas ou non), un examen clinique et peut-être des radiographies s'imposent. Vous pouvez consulter directement un médecin homéopathe, il a fait les mêmes études que ses confrères. Généralement nous voyons arriver des malades qui ont fait le tour des autres médecins et qui s'assoient épuisés en déclarant — en toute naïveté et gentillesse — : « Je ne sais plus à quel saint me vouer. »

Merci pour le saint.

Certains patients nous spécialisent d'eux-mêmes. Ils ont été guéris d'un eczéma et ne retournent chez nous que si cela recommence. Si d'aventure ils ont mal à l'estomac, ils ne penseront à leur homéopathe qu'en dernier ressort, après avoir épuisé les autres possibilités.

Bien sûr, les homéopathes ne sont pas nombreux (autour de deux mille) et si la France entière se ruait chez eux, il y aurait des problèmes insolubles.

Si l'homéopathie vous a une fois sauvé la mise, ayez le réflexe de la mettre en balance avec les autres thérapeutiques.

Crampes d'estomac

* avec sensibilité de la région de l'estomac à la pression : NUX VOMICA
* crampes améliorées temporairement par les éructations : CARBO VEGETABILIS
* améliorées en faisant une courte sieste : NUX VOMICA
* améliorées par une bouillotte chaude : MAGNESIA PHOSPHORICA.

Brûlures d'estomac

* avec soif de petites quantités d'eau froide fréquemment répétées : ARSENICUM ALBUM
* avec soif de grandes quantités d'eau froide : PHOSPHORUS
* avec soif mais la moindre quantité de liquide aggrave les douleurs : CANTHARIS
* avec brûlures simultanées dans le reste du tube digestif (bouche-estomac-anus) : IRIS VERSICOLOR.

Acidité dans l'estomac

* SULFURICUM ACIDUM.

IRIS VERSICOLOR, l'*iris*, est un grand remède des muqueuses brûlantes. On s'en sert également pour les migraines.

24 L'ulcère d'estomac : faut-il « plâtrer » ?

L'ulcère est une plaie à vif dans l'estomac, une sorte de trou en formation. Il paraît logique de colmater la brèche avec une poudre (qui est en même temps anti-acide) ou d'enlever chirurgicalement la partie malade.

L'opération (sauf cas particulier) est illogique, car l'ulcère n'est que la conséquence, au niveau de l'estomac, d'un terrain particulièrement anxieux auquel l'opération ne changera rien et qu'il faudra bien décompenser autrement.

L'autre solution est le bismuth. Il est très efficace (associé aux antispasmodiques) pour lutter contre la crise. J'ai moi-même contribué à en faire déverser des kilos dans l'estomac de mes patients quand j'étais allopathe. Peu à peu, je me suis mis à traiter mes ulcéreux uniquement à l'homéopathie. Croyez-moi : ça marche. Les premières fois, on a hâte de revoir les patients; puis la confiance naît avec l'expérience. Quand je prescrivais encore du bismuth, ses inconvénients étaient connus des médecins; mais ils étaient considérés — et le sont toujours — comme minimes lorsque les indications sont bien posées. Imaginez cependant la sérénité de l'homéopathe devant la méfiance actuelle à l'égard du bismuth : il n'est jamais concerné par les fluctuations de la thérapeutique.

Tout progrès en homéopathie est acquis définitivement : ce qui était efficace du temps d'Hahnemann reste actif et ne pourra jamais être considéré comme dangereux. Les médicaments homéopathiques n'agissent pas par leur toxicité.

> Voici une « recette » que vous pouvez prendre en attendant de consulter un homéopathe. Même si cela vous soulage, il vous faut absolument un traitement de fond personnalisé.
>
> * ARGENTUM NITRICUM
>
> * KALIUM BICHROMICUM
>
> (trois granules de chacun trois fois par jour, en 9 CH comme d'habitude).

KALIUM BICHROMICUM, le *bichromate de potasse*, guérit l'ulcère d'estomac parce qu'il est capable de le produire; mais également : le rhume, la bronchite, le rhumatisme, la diarrhée, certaines douleurs rhumatismales.

25 Contre le hoquet : le cuivre

Il s'agit d'une contraction spasmodique du diaphragme.

Pour la calmer

* prendre systématiquement trois granules toutes les deux minutes de CUPRUM et de HYOSCIAMUS en alternance
* si le hoquet se produit après un repas trop copieux, intercaler en plus : NUX VOMICA.

Comment convaincre par l'exemple

Je suis consulté un jour, pour elle-même, par une jeune mère de famille qui dépose dans un coin de mon cabinet son bébé de trois mois, confortablement calé dans son couffin. Soudain le bébé a le hoquet, mais elle ne s'en inquiète pas car c'est fréquent chez lui après la tétée. Tout en donnant mes soins à la mère, je glisse d'autorité trois granules de CUPRUM dans la bouche du nourrisson. En moins d'une minute il ne hoquette plus.

La mère est repartie avec une solide détermination à bien faire son propre traitement.

CUPRUM, le *cuivre*, est très utile en homéopathie pour toutes sortes de spasmes, crampes, convulsions.

26 Si votre digestion est un problème...

...Vous trouverez ci-dessous de quoi l'améliorer. Vous pourrez constater qu'aucune autre médecine n'est armée avec une telle précision pour toutes les circonstances de la vie digestive.

Pesanteur après les repas (prendre les granules avant les repas si l'on connaît à l'avance son trouble, ou au moment de la sensation pénible).

* sensation de pierre : BRYONIA
* sensation d'estomac trop plein avec langue chargée dans sa moitié postérieure : NUX VOMICA
* sensation d'estomac trop plein avec langue blanche, comme si la peau du lait avait été étalée dessus : ANTIMONIUM CRUDUM
* sensation que les aliments restent pendant des heures dans l'estomac, à 17 heures la digestion n'est toujours pas faite : LYCOPODIUM
* ballonnement après les repas : LYCOPODIUM
* besoin de faire la sieste, la sieste rend « lourd », sauf si elle est très longue : LYCOPODIUM
* besoin de faire la sieste, la sieste fait du bien : NUX VOMICA

Intolérance à certains aliments

Avant un bon repas que vous pensez devoir être lourd à digérer, prenez systématiquement : NUX VOMICA.

Si vous ne digérez pas un aliment précis, reportez-vous à la liste suivante (médicaments à prendre avant ou après le repas selon les circonstances) :

* beurre : PULSATILLA
* bière : KALIUM BICHROMICUM
* café : IGNATIA
* carottes : LYCOPODIUM
* choucroute : BRYONIA
* choux : PETROLEUM
* confiture : ARGENTUM NITRICUM
* écrevisses : ASTACUS
* fraises : FRAGARIA
* fromage : PTELEA
* fruits : CHINA
* glaces : PULSATILLA
* gras : PULSATILLA
* homard, langouste : HOMARUS
* huîtres : LYCOPODIUM
* lait : NITRICUM ACIDUM
* légumes : HYDRASTIS CANADENSIS
* miel : ARGENTUM NITRICUM
* œufs : FERRUM METALLICUM
* oignons : LYCOPODIUM
* pain : BRYONIA
* pâtisserie : PULSATILLA

* poisson : CHININUM ARSENICOSUM
* pommes de terre : ALUMINA
* sel : PHOSPHORUS
* sucre : ARGENTUM NITRICUM
* thé : SELENIUM
* viande, en général : FERRUM METALLICUM
  porc : PULSATILLA
  veau : KALIUM NITRICUM
* vin : NUX VOMICA
* vinaigre : ANTIMONIUM CRUDUM.

Si vous ne supportez pas l'odeur de la nourriture:

* COLCHICUM.

En cas d'intoxication alimentaire:

* ARSENICUM ALBUM : si vous n'avez jamais été bien depuis une intoxication alimentaire, prenez ce médicament trois fois par jour, même plusieurs années après l'événement. Agit aussi dans les cas aigus.

Urticaire après tel ou tel aliment: voir la rubrique 72.

Les régimes et l'homéopathie

Parlons des régimes en général (pour l'estomac et les autres organes). Il y a certaines maladies où ils sont indispensables, car la consommation des aliments défendus risque d'aggraver les symptômes (par exemple : diabète, hypertension artérielle, néphrite, insuffisance cardiaque, obésité — voir les livres spécialisés).

Dans d'autres cas, celui des troubles digestifs en particulier, excepté certains mets précis comme les acides pour l'ulcère et le café pour la vésicule, *seuls sont interdits les aliments qui ne passent pas*. Autrement dit, si le médecin peut vous éclairer, c'est vous qui pouvez établir avec précision votre régime. C'est plus facile que vous ne l'imaginez car le traitement homéopathique vous rend sensible aux mets qui ne vous conviennent pas. Dans un premier temps, du moins, car ensuite, en prolongeant le traitement, il vous permet de les supporter.

En résumé, si le meilleur régime est celui que vous établissez vous-même, grâce au traitement homéopathique vous n'y êtes pas condamné à vie.

LYCOPODIUM CLAVATUM, le « *pied de loup* », est un de nos plus grands remèdes. C'est une mousse dont on utilise les spores. En médecine classique, on les croyait inefficaces et on s'en servait uniquement comme poudre inerte pour talquer les fesses des bébés! Hahnemann eut l'idée de broyer ces spores. Elles ont une coque très dure mais laissent échapper sous le pilon une substance huileuse qui, préparée pour l'usage homéopathique, développe de merveilleuses propriétés.

C'est d'abord le remède de tempérament des gens intelligents, ambitieux, menant une vie sédentaire et qui ont besoin d'avoir confiance en eux-mêmes.

Il est utile également en cas de digestion lente, insuffisance hépatique, angine, bronchite, goutte, colique néphrétique.

27 Contre les nausées : la coque du Levant

Au lieu d'un antispasmodique chimique, on peut prendre un médicament homéopathique en cas de nausées. Bien sûr, c'est un peu plus compliqué, car il y a un choix à opérer.

Selon la cause

* nausées après coup de froid : COCCULUS
* à la vue des choses ou des personnes en mouvement : COCCULUS
* après opération sur l'abdomen : BISMUTHUM
* pendant les règles : NUX VOMICA
* pendant la grossesse : SEPIA
* en toussant : IPECA
* en se brossant les dents : SEPIA
* après les repas : NUX VOMICA
* pendant le voyage (tous moyens de transport) : COCCULUS
* en fumant : NUX VOMICA
* à la vue, à l'odeur, à la pensée des aliments : COLCHICUM.

Selon les modalités
- * améliorées en mangeant : SEPIA
- * améliorées en buvant : BRYONIA.

Selon les concomitants
- * nausées avec vertiges : COCCULUS
- * avec langue propre : IPECA
- * avec abondance de salivation : IPECA.

Voir également la rubrique 26 (Indigestion).

COCCULUS INDICUS, la *coque du Levant*, est un important médicament des nausées. Avec quelques autres (notamment MERCURIUS SOLUBILIS et PHOSPHORUS), on ne peut le trouver en pharmacie sans ordonnance. Le législateur, qui interdit ces médicaments à la vente libre lorsqu'ils sont à dose pondérale, n'a pas voulu faire d'exception pour les préparations homéopathiques. Ils sont néanmoins conseillés dans cet ouvrage car ils sont irremplaçables. ILS NE SONT EN AUCUNE MANIÈRE DANGEREUX.

La coque du Levant est le fruit d'un arbre originaire d'Inde. Il contient un alcaloïde (principe actif), la picrotoxine, qui a la propriété d'endormir les poissons. On en jette dans un coin de rivière et les poissons anesthésiés remontent à la surface, le ventre à l'air. Il ne reste plus qu'à les prendre à la main : ils demeurent propres à la consommation. Inutile de préciser que cette pêche un peu trop facile est interdite. C'est pourquoi la vente de la coque du Levant et de la picrotoxine est réglementée.

En homéopathie, on s'en sert encore pour certaines formes de paralysies, la fatigue par excès de veille, les règles douloureuses.

28 Les vomissements : une réaction bénéfique?

C'est la continuation des nausées en plus grave. Si vous avalez par erreur un produit toxique, la première chose qui vous arrive est de vomir : c'est une réaction d'élimination, donc bénéfique en soi. C'est là un exemple typique de la façon dont les homéopathes considèrent les symptômes : comme une réaction de l'organisme aux agressions. Il faut admettre ce paradoxe : les vomissements sont désagréables mais rendent service.

En cas de vomissements, voir d'abord la rubrique précédente sur les nausées et jeter ensuite un coup d'œil ci-après, si l'on n'a pas trouvé le symptôme que l'on cherche.

* vomissements de mucus, glaires : IPECA
* de l'eau qu'on a bue, immédiatement : ARSENICUM ALBUM
  quand elle est réchauffée : PHOSPHORUS
* de bile : IRIS VERSICOLOR
* de lait : AETHUSA CYNAPIUM
* vomissements sentant mauvais : ARSENICUM ALBUM
* vomissements avec langue propre : IPECA
* avec langue chargée : ANTIMONIUM CRUDUM
* avec langue chargée seulement dans sa moitié postérieure : NUX VOMICA.

Il peut paraître surprenant de soigner quelqu'un qui vomit avec des médicaments à prendre par la bouche. Du fait que les granules sont à laisser fondre, leur absorption par la muqueuse de la bouche ne pose pas de problème. Si l'on rejette par hasard les premiers granules, en reprendre trois.

IPECA est une plante rampante du Brésil dont on utilise la racine. Employé à dose pondérale comme vomitif, c'est un des premiers médicaments auquel on pense lorsqu'il s'agit de traiter des vomissements. Cependant, il n'y a pas de routine en homéopathie, il faut toujours choisir d'après les autres symptômes.

IPECA sert également à combattre la diarrhée, la bronchite, les hémorragies.

Abdomen

29 Contre le ballonnement : le « trio de la flatulence »

Le ventre est gonflé d'air. Il s'agit d'un phénomène de fermentation intestinale.

* ballonnement sur l'estomac : CARBO VEGETABILIS
* ballonnement de la partie inférieure du ventre : LYCOPODIUM
* ballonnement total (estomac et ventre) : CHINA
* ballonnement amélioré par les renvois d'air : CARBO VEGETABILIS
* ballonnement amélioré par les gaz émis par en bas : LYCOPODIUM
* ballonnement nerveux, soudain, très important : VALERIANA
* pendant les règles : COCCULUS
* après accouchement : SEPIA.

Les trois médicaments les plus caractéristiques sont CARBO VEGETABILIS, LYCOPODIUM et CHINA. Les homéopathes aiment bien ce genre de « trio », groupe de trois remèdes ayant les mêmes indications mais avec chacun des modalités particulières (ici la localisation du ballonnement). C'est très utile pour l'enseignement.

CHINA, l'écorce de *quinquina*, est un médicament auquel les homéopathes doivent beaucoup puisque c'est avec lui qu'Hahnemann fit sa découverte de l'homéopathie (voir page 18).

Outre son indication dans les ballonnements, on l'emploie dans la fatigue après perte liquidienne importante, l'anémie, certaines fièvres, certaines névralgies.

30 Douleurs abdominales : le traitement dépend de votre attitude

Il est bien évident qu'une douleur dans le ventre n'est pas un diagnostic. Il faudra en demander un si les conseils ci-dessous ne sont pas rapidement efficaces.

* douleurs abdominales améliorées quand on se plie en deux ou que l'on se couche en chien de fusil : COLOCYNTHIS
* améliorées en se redressant ou en se penchant en arrière : DIOSCOREA
* améliorées par une pression forte de la main : MAGNESIA PHOSPHORICA
* améliorées par la chaleur : MAGNESIA PHOSPHORICA
* douleurs après une colère : COLOCYNTHIS
* après une contrariété, un chagrin : IGNATIA
* douleurs pendant les règles : MAGNESIA PHOSPHORICA
* pendant la grossesse : NUX VOMICA
* sensation de crampe : CUPRUM
* « point de côté » : CEANOTHUS
* voir également les rubriques 32 (Diarrhée) et 34 (Crise de foie).

Les deux premières lignes du schéma ci-dessus semblent s'opposer : COLOCYNTHIS si l'on est mieux plié en deux, DIOSCOREA si c'est penché en arrière. J'ai moi-même soigné une cliente qui s'agrippait à une porte et laissait pendre les pieds : DIOSCOREA lui a permis de cesser cette gymnastique. De tels critères de choix ne paraissent pas scientifiques. Cependant ils sont tirés de l'expérience et s'expliquent par le fait qu'ils représentent des réactions de lutte contre la douleur. Il est donc naturel de les soulager au moyen de substances capables de les provoquer.

DIOSCOREA, c'est l'*igname sauvage,* un tubercule exotique valable pour toutes sortes de douleurs pourvu que l'on retrouve sa modalité caractéristique : amélioration en se redressant ou en se penchant en arrière.

31 Contre la constipation : le sceau d'or

Les laxatifs classiques se divisent en deux groupes : ceux qui ne sont pas dangereux (ils n'irritent pas l'intestin) et ceux qui le sont (spécialement ceux qui renferment de la phénolphtaléïne). Tous, en fait, ont un pouvoir *évacuateur* immédiat mais pas de pouvoir *rééducateur* de l'intestin : si vous commencez à en prendre, vous ne pouvez plus vous arrêter. Votre intestin marche au réflexe de la dragée du soir.

L'homéopathie peut agir selon les deux modes que nous venons d'évoquer. Elle peut rééduquer par un traitement de fond, indispensable et à faire établir par un médecin. Elle peut également fournir des palliatifs. Seuls ceux-ci sont publiés ci-dessous. Encore faudra-t-il choisir d'après l'aspect naturel des selles, et non d'après le résultat de la prise de laxatifs agressifs. On devra donc les supprimer pour pouvoir décider du traitement homéopathique.

* constipation sans faux besoins : HYDRASTIS CANADENSIS
* constipation avec faux besoins inefficaces : NUX VOMICA
* gros efforts, même pour une selle molle : ALUMINA
* aspects de billes rondes comme des « crottes de moutons » : MAGNESIA MURIATICA
* grosses selles avec traînées de mucus : GRAPHITES
* selles décolorées, légères, flottant sur l'eau : CHELIDONIUM MAJUS
* constipation pendant les règles : GRAPHITES
* pendant la grossesse : HYDRASTIS CANADENSIS
* après l'accouchement : HYDRASTIS CANADENSIS
* par abus de laxatifs (plus vous en prenez plus vous aggravez votre constipation) : NUX VOMICA

Si vous êtes habitué depuis longtemps aux laxatifs, il vaut mieux les supprimer progressivement, sinon vous ressentirez un « manque ».

HYDRASTIS CANADENSIS ou « *sceau d'or* », est une plante originaire d'Amérique du Nord. Les Indiens l'employaient comme teinture car son principal composant est jaune. Pour les médecins américains de l'école officielle, c'était un diurétique, un antihémorragique et un laxatif.

Pour les homéopathes, c'est un médicament du catarrhe chronique des muqueuses (coryza-sinusite-pharyngite-laryngite-bronchite-uréthrite-cystite-métrite), qui réussit lorsque les sécrétions sont jaunes et épaisses, et de l'insuffisance hépatique.

32 La diarrhée : une élimination à respecter

Si vous avez exceptionnellement une diarrhée, et qu'elle ne dure pas : ne prenez rien, c'est sans doute une diarrhée d'élimination. Un médicament classique « antidiarrhéique » serait illogique puisqu'il arrêterait le cours de la nature.

Par contre, si cela s'accompagne de douleurs, ou que cela dure tant soit peu, il faut consulter le tableau suivant (pour les enfants, il est mieux de se reporter à la rubrique 93).

Selon la cause

* excès alimentaire, avec langue très chargée : ANTIMONIUM CRUDUM
  chargée dans sa moitié postérieure : NUX VOMICA
* excès d'alcool : NUX VOMICA
* sucre ou sucreries : ARGENTUM NITRICUM
* le gras : PULSATILLA
* les fruits : VERATRUM ALBUM
* les glaces : PULSATILLA
* le lait : MAGNESIA MURIATICA
* les huîtres : LYCOPODIUM
* après coup de froid sur le ventre : ACONIT
* après un rhume : SANGUINARIA

* diarrhée d'origine infectieuse : ARSENICUM ALBUM
* émotive (par appréhension ou suite de mauvaise nouvelle) GELSEMIUM
* après une coupe de cheveux : BELLADONA
* après abus de laxatifs : NUX VOMICA
* pendant les règles : VERATRUM ALBUM.

Selon les modalités

* diarrhée aggravée le matin de bonne heure, tirant du lit : SULFUR
* diarrhée après les repas, spécialement le petit déjeuner : NATRUM SULFURICUM.

Selon l'aspect des selles

* comme de l'eau : CHINA
* mi-solides, mi-liquides : ANTIMONIUM CRUDUM
* jaunes, contenant de la bile : PODOPHYLLUM
* décolorées, blanches : PHOSPHORICUM ACIDUM

Selon les concomitants

* diarrhée sans douleur : CHINA
* avec douleurs améliorées quand on se plie en deux : COLOCYNTHIS
* avec selles brûlantes et vomissements bilieux : IRIS VERSICOLOR
* avec selles brûlantes et sentant très mauvais : ARSENICUM ALBUM
* avec selles explosives sortant en force : CROTON TIGLIUM
* selles qu'on ne peut retenir, insécurité anale, selle involontaire : ALOE
* diarrhée très fatigante, épuisante : CHINA
* avec sueurs froides : VERATRUM ALBUM.

On peut être étonné de voir deux troubles opposés recevoir la même thérapeutique. A la fin de la dernière rubrique on peut lire: « constipation par abus de laxatifs : NUX VOMICA », et ici : « diarrhée après abus de laxatifs : NUX VOMICA ». Ceci évoque la notion de réaction individuelle à une même cause. L'homéopathie s'attaque à ce qui produit le trouble (abus de laxatifs) plus qu'aux conséquences. NUX VOMICA est d'ailleurs l'antidote général de tous les remèdes chimiques.

ALOE SOCOTRINA, l'*aloès*, originaire de Socotora (une île de l'océan Indien), était utilisé en allopathie pour stimuler les tubes digestifs paresseux. Pour nous, c'est un remède de diarrhée, d'hémorroïdes, d'insuffisance hépatique et de lombago.

33 Contre les vers : le « semen contra »

« Docteur, croyez-vous aux vers ? »

La question n'étonne plus le médecin car elle est souvent posée. Le verbe « croire » est-il bien approprié ? Ne devrait-on pas le réserver pour les grandes questions de ce monde ?

Le diagnostic de « vers » est plus souvent porté par les mères que par les médecins, car ceux-ci, parfois, craignent que toutes sortes de symptômes ne soient abusivement rapportés aux vers.

Comme souvent, la vérité est au milieu : il ne faut ni en faire le bouc émissaire de toute la pathologie, ni les nier. Les vers existent, on peut les voir. Le médecin homéopathe donne des vermicides, mais surtout, s'attache à soigner le terrain, l'hôte qui les abrite. En plus de son traitement particulier, il recommande, comme ses confrères, des règles d'hygiène :

— soigner toute la famille ou toute la collectivité, car il y a des « porteurs sains »;
— veiller aux soins corporels : ongles ras, lavage soigneux des mains, changement fréquent des sous-vêtements et des draps ;
— « tuer le ver » à l'aide d'un vermifuge classique;
— chasser les symptômes gênants à l'aide d'un traitement homéopathique (voir ci-dessous);
— modifier le terrain (c'est le traitement que vous irez chercher chez le médecin homéopathe).

Le traitement qui suit est valable aussi bien pour les adultes que pour les enfants, mais il ne concerne que les petits vers blancs, les oxyures.

* symptômes nerveux dus aux vers (irritabilité, agitation) : CINA
* démangeaisons du nez : CINA
* faim canine : CINA
* douleurs abdominales : SPIGELIA
* démangeaisons anales : TEUCRIUM MARUM.

On voit que CINA revient trois fois. C'est le médicament le plus classique pour les vers, non seulement en homéopathie, mais également en allopathie. C'est le *semen contra*, abréviation de « semen contra vermes », c'est-à-dire la semence contre les vers, vermifuge énergique mais non dénué de toxicité.

Il est abandonné aujourd'hui sauf sous sa forme homéopathique. Dans les deux médecines il agit selon la loi de similitude, mais dans la nôtre il le fait sans danger.

34 Si vous êtes sujet aux crises de foie : faites-vous naturaliser anglais!

Je ne vous cacherai pas que, pour le médecin, le terme de « crise de foie » est irritant car sa signification varie d'une personne à l'autre. Il n'est pas possible d'en donner une définition physiopathologique qui ferait l'unanimité des médecins : l'insuffisance hépatique recouvre divers mécanismes qui ont été reclassés différemment pour une analyse essayant de cerner la réalité. La « crise de foie » peut venir du foie, de la vésicule biliaire, du canal cholédoque, du gros intestin.

Du côté des patients, les choses ne vont guère mieux, chacun ayant sa conception personnelle de la crise de foie (généralement en fonction de ses propres symptômes). Le terme recouvre donc de multiples vérités individuelles.

Aussi quand vous déclarerez : « Docteur, j'ai mal au foie », attendez-vous à ce qu'on vous demande : « Qu'entendez-vous par là ? » Un autre fait remarquable : la crise de foie est une entité sociologique. Les Anglais n'en ont pas! Les symptômes existent bien chez eux, mais ils les attribuent à d'autres causes.

Le traitement dépend des symptômes :
* teint jaune : CHELIDONIUM MAJUS
* digestion difficile, améliorée par les boissons chaudes : CHELIDONIUM MAJUS
* selles jaune d'or, flottant sur l'eau : CHELIDONIUM MAJUS
* prurit anal : TEUCRIUM MARUM
* nausées en palpant le foie : CARDUUS MARIANUS
* « piqués » dans la région du foie : BRYONIA
* douleur dans la région du foie améliorée en le massant : PODOPHYLLUM
* crise de « colique hépatique », en cas de douleurs violentes et répétées : trois granules toutes les deux ou cinq minutes des trois médicaments suivants : CALCAREA CARBONICA
BERBERIS
MAGNESIA PHOSPHORICA

Voir également les rubriques : 2 (Migraines)
27 (Nausées)
28 (Vomissements)
32 (Diarrhées)
41 (Varices)
42 (Hémorroïdes)

Quelle est la position des homéopathes en cas de présence de calculs dans la vésicule biliaire ? On ne peut ni les faire fondre, ni les évacuer. Le traitement homéopathique peut seulement empêcher les récidives douloureuses (à condition d'être poursuivi indéfiniment). Certaines personnes préfèrent cela à l'intervention[1].

CHELIDONIUM MAJUS est le médicament le plus caractéristique pour tous ces états qui évoquent un trouble du foie. La *grande chélidoine*, encore appelée l'« herbe à verrues », est une plante sauvage de nos campagnes. Quand on casse sa tige, il sort un suc jaune qui aide à la disparition des verrues. Ce suc faisait également penser aux Anciens que la chélidoine est utile pour le foie à cause de sa couleur jaune rappelant la bile.

Ce raisonnement par analogie constitue la « Doctrine des signatures » (autre exemple : la fleur de la bourse-à-pasteur a une forme

1. Dans un cas cependant, l'intervention est indispensable : lorsque la radiographie montre que le calcul est dans le canal cholédoque.

d'utérus, « *donc* » elle est efficace dans les maladies des femmes). Cette doctrine ne résiste pas à un raisonnement logique, mais il se trouve que, de façon aléatoire, elle se vérifie de temps à autre, notamment en ce qui concerne la chélidoine et le foie. Cette plante n'est pas un remède pour le foie parce qu'elle est en correspondance avec une doctrine aussi poétique que désuète mais parce qu'elle a été confirmée comme telle par l'expérimentation.

35 Contre l'hépatite virale : le phosphore

On ne dit plus « jaunisse », terme qui recouvrait plusieurs maladies. On parle d'hépatite virale, chacun le sait maintenant.

Par opposition à la rubrique précédente, ce terme correspond à une maladie bien précise, due à un virus bien connu des médecins. En quelque sorte, il s'agit d'une « grande insuffisance hépatique » avec lésion du foie.

Et voilà que l'homéopathie prétend être efficace dans une telle affection, alors que son domaine habituel est hors du champ lésionnel ?

Donnons d'abord des preuves de cette assertion et ceci, dans l'ordre croissant de crédibilité aux yeux de la science.

En clinique : le malade atteint d'une hépatite virale voit ses symptômes s'amender rapidement. Il fait une hépatite la moins inconfortable possible. Il déjaunit très vite. Il a peu ou pas de séquelles.

En biologie, critère objectif de ce qui se passe à l'intérieur de l'organisme, les examens de laboratoire se normalisent rapidement (huit jours pour les transaminases [1]).

Expérimentalement, on sait créer une hépatite chez le rat et la guérir ensuite par l'homéopathie. Voici les résultats de ces travaux cités dans la thèse de J. Bildet, effectuée sous la direction de R. Quilichini, professeur de pharmacie galénique et de pharmacologie à l'université de Bordeaux II. On intoxique des rats avec du tétrachlorure de carbone, ce qui provoque chez eux une hépatite expérimentale, et on leur fait en même temps une injection de PHOS-

1 Témoins de la destruction des cellules hépatiques.

PHORUS 7 CH. On constate ainsi un taux de transaminases inférieur de 40 p. 100 à celui du lot de rats témoins (ayant une hépatite expérimentale mais pas d'injection de PHOSPHORUS). Avec PHOSPHORUS 15 CH, il n'y a au contraire pas de différence significative. Les analyses microscopiques du foie des animaux montrent moins de cellules nécrosées (détruites) avec les sujets protégés par PHOSPHORUS qu'avec les témoins. Et, contrairement à ce qui se passe pour le dosage des transaminases, la protection est plus grande par PHOSPHORUS 15 CH que par PHOSPHORUS 7 CH.

Donc clinique, biologie et expérimentation animale convergent vers le même traitement :

* PHOSPHORUS 7 CH
* PHOSPHORUS 15 CH

(trois granules de chacun trois fois par jour).

Évidemment, *il faut que vous fassiez ce traitement sous surveillance médicale*. Les médecins qui lisent ce livre pourraient trouver dans l'hépatite une première occasion d'essayer l'homéopathie. L'indication étant quasi automatique : HÉPATITE ——→ PHOSPHORUS, il n'y a pas de risque de mal appliquer la loi de similitude. La normalisation rapide des critères biologiques pourrait leur donner envie d'en savoir plus sur l'homéopathie.

Ici la similitude est *anatomique* : PHOSPHORUS (à dose faible) guérit la lésion qu'il est capable de créer (à dose forte). La limite de l'homéopathie, que l'on situe habituellement avant la lésion, est franchie dans cette maladie particulière. C'est une chance pour les nombreuses victimes de l'hépatite virale.

Si PHOSPHORUS, le *phosphore*, est actif dans l'hépatite, quels que soient les autres symptômes du malade, ce n'est pas là sa seule indication. C'est un grand médicament de l'anxiété, de l'émotivité, aussi bien que d'hémorragies, d'infection bronchique, de gastrite. Il convient spécialement aux sujets hyperémotifs et passionnés, grands et élancés, élégants, toujours prêts à rendre service, mais fatigués par les efforts soutenus.

Poumons

36 Asthme : n'attendez pas d'être à bout de souffle...

...Soignez-vous par l'homéopathie le plus tôt possible. Plus vous mettrez du temps à vous décider, plus le traitement sera long. On va généralement chez l'homéopathe en dernier ressort en annonçant : « Vous êtes le douzième médecin que je vois. » Qu'importe, si les onze premiers avaient à leur disposition la même médecine : l'allopathie. Cette fois, non seulement vous changez de médecin, mais surtout de médecine.

Et vous allez recevoir une thérapeutique de terrain. L'homéopathie peut être efficace en cas de *crise* d'asthme (voir quelques possibilités ci-dessous), encore que vos suppositoires habituels vous aideront autant, sinon mieux. L'homéopathie est irremplaçable dans le *traitement de fond*, celui qui va espacer les crises puis les faire disparaître.

L'asthme est une maladie allergique. Que veut dire allergie ? Étymologiquement : « autre réaction », c'est-à-dire réaction différente de celle qu'on attendrait. Vous êtes en présence d'une substance que vous ne tolérez pas (un allergène), cela produit une réaction anormale. Le mot « réaction » est remarquable pour nous, car les médications homéopathiques s'adressent, elles aussi, aux réactions du malade qu'elles utilisent pour éliminer les troubles.

Réaction pathologique en ce qui concerne l'allergie, mode réactionnel thérapeutique en homéopathie : il y a là une sorte de similitude dans la conception de l'homme et de la maladie qui souligne qu'allergie et homéopathie sont faites pour s'entendre.

Que penser des *tests*, largement répandus dans la pratique allergologique ? Ils permettent de savoir à quoi vous êtes allergique (quels sont vos allergènes), ce qui peut vous permettre de les éviter : changez d'oreiller ou d'édredon s'ils sont en plumes, confiez Minet à quelqu'un de moins sensible que vous. Ils débouchent théoriquement sur la désensibilisation avec des dilutions extrêmes d'allergènes. Cela rend le terrain résistant et l'on est donc assez près de la conception homéopathique. Il n'est pas indispensable de subir une désensibilisation puisque le traitement homéopathique aboutit au même résultat sans piqûre. Cependant il est préférable de ne pas interrompre une désensibilisation déjà commencée. Rien n'empêche de faire conjointement les deux traitements.

Voici quelques indications pour la crise; le traitement doit être commencé dès les signes avant-coureurs.

Selon la cause

* après eczéma apparemment guéri : ARSENICUM ALBUM
* par temps humide : DULCAMARA
* après les repas : NUX VOMICA
* après une contrariété : IGNATIA.

Selon les modalités

* amélioration penché en avant : KALIUM CARBONICUM
* amélioration à genoux, tête contre le plancher : MEDORRHINUM
* amélioration allongé sur le dos, les bras en croix : PSORINUM
* aggravé après avoir dormi : LACHESIS.

Selon les concomitants

* asthme avec agitation : ARSENICUM ALBUM
* avec nausées : IPECA
* avec beaucoup de mucus dans la poitrine produisant de gros ronflements, sans expectoration possible : ANTIMONIUM TARTARICUM
* avec sifflements dans la poitrine : IPECA
* avec expectoration de masses rondes et grises comme du tapioca : KALIUM CARBONICUM
* avec sensation de brûlure dans la poitrine : ARSENICUM ALBUM
* avec douleurs piquantes dans la poitrine : KALIUM CARBONICUM.

KALIUM CARBONICUM, le *carbonate de potasse*, est irremplaçable, non seulement pour certains cas d'asthme, mais également pour la dépression, l'angoisse ressentie à l'estomac, le ballonnement, la lassitude générale avec transpiration, les douleurs lombaires, et divers rhumatismes.

Un symptôme caractéristique qui met sur sa piste : le gonflement de l'angle interne de la paupière supérieure.

37 Contre la bronchite : l'émétique

La bronchite chronique relève de la décision du médecin. Elle peut être améliorée par l'homéopathie dans la mesure où il n'y a pas de grosse lésion anatomique de la bronche elle-même. On peut surtout lutter contre le spasme et l'infection. Par contre, l'emphysème et la dilatation des bronches sont en dehors de nos moyens.

La bronchite aiguë réagit bien mais vous aurez du mal à vous soigner seul. Avec le traitement ci-dessous, vous devez avoir une amélioration en vingt-quatre heures (et alors continuer ce que vous avez commencé); sinon, demander l'avis du médecin.

Pour tout début de bronchite aiguë, prenez :

* systématiquement HEPAR SULFUR et ajoutez l'un des médicaments suivants selon les symptômes :
* bronchite avec gros ronflements et étouffement sous les mucosités : ANTIMONIUM TARTARICUM
* avec sifflements dans la poitrine : IPECA
* avec petite toux sèche : BRYONIA
* avec gros crachats jaunes : MERCURIUS SOLUBILIS
* avec crachats jaune verdâtre filants : KALIUM BICHROMICUM
* avec somnolence entre les quintes de toux : ANTIMONIUM TARTARICUM.

En comparant cette rubrique avec la précédente sur l'asthme, on peut s'apercevoir que deux médicaments importants figurent sur les deux listes de conseils.

En conclure que les homéopathes ne font pas de diagnostic

serait faux. Ils aiment préciser à quelle affection ils ont affaire, ne serait-ce que pour savoir si elle est curable par leur médecine.

L'explication de ce phénomène est que la loi de similitude tient compte du mode réactionnel de chacun et non de l'étiquette morbide. Si les symptômes d'ANTIMONIUM TARTARICUM sont présents, ANTIMONIUM TARTARICUM sera efficace aussi bien dans l'asthme, la bronchite, et même la pneumonie. C'est une réalité contre laquelle on ne peut aller, même si elle irrite. La nier serait se priver d'une méthode thérapeutique efficace.

ANTIMONIUM TARTARICUM, le *tartrate de potasse et d'antimoine*, est un ancien médicament connu sous le nom d'*émétique*, indiquant que la vieille école s'en servait comme vomitif (également comme purgatif et en application externe comme révulsif).

Les homéopathes l'utilisent dans toutes sortes d'affections respiratoires et digestives.

38 Contre la suffocation, l'essoufflement : l'étain

Votre respiration est difficile, embarrassée, oppressée, anxieuse. Si c'est passager, calmez-vous avec l'un des médicaments suivants qui doit agir rapidement. Nous sommes ici à la limite des possibilités de se soigner seul car, souvent, un diagnostic approfondi s'impose.

Selon la cause

* temps humide : NATRUM SULFURICUM
* oppression nerveuse : IGNATIA
* pendant les règles : SPONGIA
* quand la main ou un foulard frôlent le cou : LACHESIS
* en approchant un mouchoir du nez : LACHESIS
* par ballonnement digestif : CARBO VEGETABILIS
* suffocation par la toux : DROSERA
* en s'endormant : GRINDELIA
* en avalant : BROMIUM
* à l'effort : ARNICA.

Selon les modalités

- aggravation en parlant : STANNUM
- aggravation en inspirant : BROMIUM
- aggravation en expirant : SAMBUCUS
- amélioration en soupirant, en prenant une inspiration profonde : IGNATIA
- amélioration en crachant : ANTIMONIUM TARTARICUM.

Selon les sensations

- sensation de faiblesse dans la poitrine : STANNUM.

Selon les concomitants

- avec douleurs dans la poitrine : BRYONIA
- avec désir d'air, besoin d'être éventé, ou que l'on ouvre la fenêtre : CARBO VEGETABILIS.

STANNUM, l'*étain*, a pour grande caractéristique la faiblesse intense accompagnant le moindre effort. C'est également un bon remède de laryngite et de névralgie.

39 Contre la toux : la rosée du soleil

On parle souvent de « bronchite » lorsque l'on tousse. Ce n'est pas équivalent, on peut avoir l'un sans l'autre. La toux n'est pas un diagnostic de maladie, mais un symptôme d'origine variée.

C'est un *bon* symptôme. Elle représente un effort de l'organisme pour éliminer les corps étrangers, les glaires, les mucosités de toutes sortes qui encombrent les bronches. A l'opposé, le « sirop pour la toux », surtout s'il est efficace, ne dégage pas les voies aériennes.

Il faut donc savoir respecter la toux si elle est peu gênante, et la calmer avec un moyen naturel comme l'homéopathie, non bloquant, dans le cas contraire. Le médicament homéopathique élimine les mucosités ou la cause allergique, et la toux disparaît ensuite quand elle n'a plus de raison d'être.

Selon la cause

* au moindre courant d'air frais : RUMEX CRISPUS
* en touchant le larynx : LACHESIS
* en parlant, en riant : STANNUM
* pendant les règles : ZINCUM
* à l'effort : PULSATILLA
* en dormant : LACHESIS
* en avalant : BROMIUM.

Selon les modalités

* aggravation par le mouvement : BRYONIA
* aggravation en se baignant : RHUS TOXICODENDRON
* aggravation en entrant dans une pièce chaude : BRYONIA
* aggravation en entrant dans une pièce froide : RUMEX CRISPUS
* amélioration en mangeant, en buvant : SPONGIA
* amélioration par l'émission d'un renvoi ou d'un gaz : SANGUINARIA.

Selon les sensations

* toux sèche : BRYONIA
* toux rauque : SPONGIA
* toux grasse avec expectoration filante : KALIUM BICHROMICUM
* toux grasse le jour, sèche la nuit : PULSATILLA
* sensation comme une miette dans le larynx : LACHESIS
* sensation que la toux vient de l'estomac : BRYONIA
* sensation d'irritation de la trachée : IPECA
* sensation de poitrine pleine, mais aucune expectoration ne sort : CAUSTICUM
* toux incessante (chaque paroxysme suit le précédent) : DROSERA.

Selon les concomittants

* toux avec nausées : IPECA
* avec suffocation : SAMBUCUS
* avec saignement de nez : DROSERA
* avec voix rauque : DROSERA
* avec larynx douloureux : SPONGIA.

DROSERA ROTUNDIFOLIA, grand remède de la toux, c'est la *rosée du soleil*. Ce nom poétique lui vient du fait que ses feuilles accrochent les rayons du soleil au niveau de gouttelettes translucides de suc, qui se trouvent au bout de poils parsemant les feuilles. Son action dans la nature est, à l'opposé, terrible : c'est une plante carnivore. Tout insecte qui se pose sur la feuille est englué; la feuille se referme et l'insecte est digéré.

La médecine classique l'employait dans l'asthme et la coqueluche avec des succès inégaux. Avec le fil conducteur de la loi de similitude, l'homéopathe remporte un succès à chaque fois qu'il reconnaît « les symptômes de DROSERA », c'est-à-dire :

— toux brève en quinte violente avec douleurs dans la poitrine obligeant le malade à se tenir les côtes, voix rauque, saignement de nez;

— l'asthme guérit avec DROSERA s'il s'accompagne de la toux caractéristique ci-dessus.

Circulation

40 En cas de cœur nerveux : la brinvillière

Quand vous consultez un homéopathe, n'interprétez pas vos symptômes : décrivez ce que vous ressentez avec les termes qui vous viennent spontanément à l'esprit. C'est au médecin d'en tirer les conclusions qui s'imposent. Voici une histoire vraie qui illustre ce propos.

Un médecin avait rassuré une dame avec ce terme médical : « Vous avez de l'éréthisme cardiaque » (ce qui veut dire que le cœur est nerveux). Elle vint me voir. Au lieu de déclarer : « Je ressens une douleur au cœur et des palpitations », elle me dit : « J'ai de l'érotisme cardiaque. » J'ai bien ri sous cape, mais je n'étais pas plus avancé.

Troubles divers

* douleurs au cœur d'origine nerveuse, en particulier avec sensation de constriction : CACTUS GRANDIFLORUS
* anxiété dans la région du cœur : KALMIA LATIFOLIA
* sensation que le cœur va s'arrêter : GELSEMIUM.

Palpitations

* à la ménopause : LACHESIS
* suite de peur : ACONIT
* suite de contrariété : IGNATIA
* par le café : NUX VOMICA
* pendant la digestion : LYCOPODIUM
* en parlant : NAJA
* palpitations violentes : ACONIT.
* avec mal à la tête : SPIGELIA
* palpitations douloureuses : SPIGELIA
* aggravées par le mouvement : SPIGELIA
* palpitations dues aux vers : SPIGELIA.

On voit que SPIGELIA ANTHELMIA, la *spigélie*, convient à de nombreux cas de palpitations. Cette plante fut utilisée par la marquise de Brinvilliers, la célèbre empoisonneuse du temps de Louis XIV. C'est pourquoi elle porte aussi le nom de brinvillière.

Fort heureusement, les homéopathes la diluent. Elle est alors sans toxicité et même bénéfique pour certaines migraines et névralgies.

L'angine de poitrine et l'infarctus du myocarde ne sont pas du domaine de l'homéopathie. Celle-ci ne peut y jouer un rôle que sur les facteurs secondaires.

L'hypertension et l'hypotension artérielles sont bien de notre domaine mais nécessitent un examen médical.

41 Varices : pas de geste local

On a trop tendance à considérer les varices comme une affection locale. Une veine se développe : on la bouche à l'aide d'une injection sclérosante. Toute la jambe est prise : on fait une ablation de toutes les mauvaises veines superficielles, c'est le « stripping ».

On peut penser que c'est logique, mais alors, c'est la logique qui est en cause. Le trouble circulatoire a immédiatement cédé par raison radicale.

Il n'empêche que l'homéopathe proteste : les varices, lorsqu'elles se déclarent, représentent un signe de décompensation circulatoire de l'organisme tout entier. Si l'on supprime le trouble, il récidive (au même endroit si l'on a piqué — ailleurs si l'on a opéré) ou pire : une maladie de remplacement risque de survenir.

Que peut l'homéopathie comparée au résultat « spectaculaire » de la chirurgie ? Elle ne fait que soulager les troubles circulatoires (lourdeurs, jambes enflées, ulcères de jambe, eczématisation) mais ne fait pas régresser les varices. Elle peut cependant stopper leur évolution.

C'est déjà agréable. En tout cas, il faut absolument vous en contenter. Faites passer le bon sens avant les nécessités sociales de l'esthétique.

Pour tous les troubles dus aux varices

* HAMAMELIS COMPOSÉ, X (dix) gouttes trois fois par jour pendant quelque temps, mais un jour ou l'autre, il faudra consulter pour un traitement de terrain.

Si vous avez un ulcère de jambe, prenez en plus :

* après contusion d'une veine : BELLIS PERENNIS
* ulcère chronique n'arrivant pas à guérir : CARBO VEGETABILIS
* l'ulcère fait moins mal quand il coule : LACHESIS
* il sent mauvais : HEPAR SULFUR
* il est douloureux
  - sensation de piqûre : NITRICUM ACIDUM
  - sensation de brûlure : ARSENICUM ALBUM
* l'ulcère contient un mélange de pus et de sang : PHOSPHORUS
* il s'accompagne de fièvre : ARSENICUM ALBUM
* ses bords sont :
  - indurés : CALCAREA FLUORICA
  - irréguliers : MERCURIUS SOLUBILIS
  - bien nets : KALIUM BICHROMICUM
  - gangrénés : CARBO VEGETABILIS
* la peau autour est violette : LACHESIS.

Localement, nettoyer une fois par jour avec :

* CLEMATIS VITALBA T. M., 25 gouttes dans un verre d'eau bouillie.

Laisser le plus souvent possible à l'air et au soleil, éviter les pommades même cicatrisantes.

HAMAMELIS VIRGINICUS, ou *noisetier de la sorcière*, est un arbrisseau d'Amérique du Nord. On utilise son écorce et ses feuilles fraîches pour la circulation veineuse aussi bien en allopathie qu'en homéopathie. Les homéopathes lui connaissent d'autres indications : les hémorragies de sang noir et les douleurs musculaires.

42 Contre les hémorroïdes : le marronnier d'Inde

Les hémorroïdes sont autant du domaine digestif que du domaine circulatoire. Elles sont placées à dessein ici pour faire suite aux varices, puisque le problème est le même sur le plan des gestes locaux : sclérose et opération sont formellement contre-indiquées.

Même recommandation pour deux complications des hémorroïdes, les fissures (petites érosions de la muqueuse anale) et fistules (trajet interne par lequel s'écoule du pus) : ce sont des exutoires qu'il faut traiter médicalement et qui se refermeront spontanément lorsque le terrain sera amélioré.

Pour les hémorroïdes elles-mêmes

* AESCULUS COMPOSÉ, X (dix) gouttes trois fois par jour; utiliser le même médicament en pommade ou en suppositoire à titre de geste local.

En cas de complication, prendre en plus :

* thrombose, petit caillot qui s'est formé dans la veine : LACHESIS (au besoin trois granules toutes les heures).
* fissure, trois granules trois fois par jour des trois médicaments suivants : NITRICUM ACIDUM
  GRAPHITES
  RATANHIA
* fistule : BERBERIS.

AESCULUS HIPPOCASTANUM, le fruit du *marronnier d'Inde*, est le principal composant d'AESCULUS COMPOSÉ. C'est le premier remède d'hémorroïdes; le premier, c'est-à-dire le plus souvent appelé par les symptômes. Votre médecin homéopathe peut également vous le prescrire pour des maux de gorge ou des douleurs lombaires.

Voies urinaires

43 Colique néphrétique : vous pouvez éliminer certains calculs par les voies naturelles

« Docteur, vous ne me connaissez pas. Je suis de passage dans votre ville. J'ai une épouvantable colique néphrétique. Si vous ne venez pas tout de suite, je me jette par la fenêtre. »

Je lâchai tout pour répondre à cet appel désespéré. Avant de partir, j'attrapai au vol une seringue et quelques ampoules d'antispasmodique. Dans la chambre d'hôtel, j'aperçus au fond du lit une forme roulée en boule. Un être humain tordu de douleur.

Quel ne fut pas mon étonnement de le voir refuser catégoriquement l'injection antispasmodique qui me paraissait à l'époque si logique.

« Dans ma famille, on s'est toujours soigné avec l'homéopathie. C'est le seul type de traitement que j'ai reçu depuis ma naissance. Je suis voyageur de commerce. Je ne me déplace jamais sans mes tubes de granules. Vous les trouverez dans ma valise. »

C'est ainsi que je composai une sorte de cocktail homéopathique (voir la liste ci-après) dans un verre d'eau et en prescrivis une cuillerée à café tous les quarts d'heure.

Je repassai le soir : il souffrait plus raisonnablement. Le lendemain il me téléphona, triomphant : il avait émis le calcul responsable!

Des expériences comme celle-ci marquent un médecin homéopathe débutant. Depuis, je sais que l'on peut éviter quelques opérations par cette méthode. Attention, il faut que le calcul soit dans l'uretère. S'il loge dans le bassinet (la poche collectrice du rein), il faut opérer.

> En cas de colique néphrétique, mettre dans un grand verre d'eau cinq granules des médicaments suivants :
>
> * ARNICA
> BELLADONA
> BERBERIS
> CALCAREA CARBONICA
> LYCOPODIUM
> OCIMUM CANUM
> PAREIRA BRAVA
>
> Agiter énergiquement et prendre une cuillerée à café tous les quarts d'heure, toutes les demi-heures, ou toutes les heures selon l'intensité des douleurs.

Le diagnostic est supposé fait, donc ceci s'adresse aux lecteurs qui connaissent leur mal pour avoir déjà vu un médecin lors d'une crise identique.

Si vous émettez le calcul, conservez-le : il sera utile au médecin homéopathe (que vous consulterez de toute façon).

Une des causes fréquentes de calculs des voies urinaires est l'insuffisance de boisson. Les urines sont alors trop concentrées et forment un dépôt qui aboutit un jour à un caillou bien gênant. BUVEZ-VOUS ASSEZ ?

Le dernier médicament de la liste ci-dessus s'appelle PAREIRA BRAVA, une sorte de vigne sauvage brésilienne.

Il est utile non seulement pour les coliques néphrétiques mais également pour les difficultés dans l'émission du jet d'urine.

La gêne est tellement grande que le sujet est poussé à se mettre à quatre pattes, car il a ainsi l'impression de moins souffrir et de mieux soulager sa vessie. Ne souriez pas : cette description précise est celle des *expérimentateurs* de la plante. C'est pourquoi nous réussissons avec PAREIRA BRAVA si un malade nous la signale.

N'ayez donc pas de fausse pudeur dans la description de vos symptômes. Livrez-les, même s'ils sont intimes, pourvu qu'ils appartiennent à votre personnalité, à votre façon de réagir. En aidant votre médecin homéopathe, vous augmenterez vos chances de guérir.

44 Cystite : mouche de Milan contre fourmi rouge

N'ayez plus le « réflexe-sulfamide ». D'abord, parce que c'est dangereux. Trop souvent répété, le sulfamide anti-infection urinaire se dépose dans le rein ou l'uretère. Il peut provoquer un calcul, surtout si vous ne buvez pas assez.

Ensuite, parce qu'il peut être avantageusement remplacé par un traitement homéopathique.

Si vous avez des « grippes » à répétition; il peut s'agir éventuellement d'accès de fièvre, sans autre symptôme, correspondant à une infection urinaire : consultez.

Si votre enfant a de l'infection urinaire à répétition par « reflux vésico-urétéral » (petite malformation de l'abouchement de l'uretère à la vessie, ce diagnostic étant porté par un médecin urologue), vous devez réfléchir à ceci : si le reflux est important, il faut accepter l'opération; en son absence, il y a danger d'infection grave des reins; si, comme c'est le cas le plus fréquent, le reflux est discret, il faut temporiser, avec un traitement homéopathique bien conduit. La plupart des cas s'arrangent spontanément vers un ou deux ans. L'idéal est donc une double surveillance par l'urologue et l'homéopathe.

Cystite infectieuse (consulter si vous devez appliquer plusieurs fois ce traitement):

* de toute façon : HEPAR SULFUR 9 CH, trois granules trois fois par jour
  et SERUM ANTICOLIBACILLAIRE 3x (deux ampoules par jour)
* de plus, ajouter :
  crise peu forte : FORMICA RUFA COMPOSÉ (dix gouttes trois fois par jour)
  crise violente : CANTHARIS 9 CH (trois granules trois fois par jour).

Fausse cystite d'origine nerveuse avec urine normale (cystite des jeunes mariées).

* STAPHYSAGRIA 9 CH.

FORMICA RUFA et CANTHARIS sont deux animaux qui provoquent et traitent l'inflammation de la vessie.
FORMICA RUFA, élément de base de FORMICA RUFA COMPOSÉ, c'est la *fourmi rouge*. Elle sert aussi pour les polypes nasaux et les rhumatismes goutteux.

CANTHARIS, la *cantharide* ou *mouche de Milan*, servait à Sade pour irriter l'appareil génito-urinaire de ses victimes. La loi de similitude en fait un médicament de gastrite et de brûlures de la peau et des muqueuses où il est irremplaçable.

Organes génitaux masculins

45 Contre la congestion de la prostate : le palmier de Floride

Le traitement homéopathique ne fait pas diminuer le volume de la prostate, mais il fait disparaître les petits ennuis satellites (se lever plusieurs fois la nuit, uriner verticalement, etc.).

Si vous êtes dans ce cas
* SABAL COMPOSÉ, X (dix) gouttes trois fois par jour, en attendant votre rendez-vous chez l'homéopathe qui est à consulter de toute façon.

Un mot sur les formules composées. Au cours des rubriques précédentes, vous avez vu défiler : HAMAMELIS COMPOSÉ, AESCULUS COMPOSÉ, FORMICA RUFA COMPOSÉ et ici SABAL COMPOSÉ.

Il s'agit d'associations de remèdes agissant dans le même sens (il y en a d'ailleurs d'autres). Elles permettent de « couvrir le cas ». L'homéopathe préfère individualiser les traitements mais ce n'est pas toujours possible.

Ces formules prennent le nom de leur principal composant. Elles sont particulièrement utiles pour l'automédication.

SABAL SERRULATA est le *palmier de Floride*. On s'en sert là-bas comme pilier de soutien des jetées en bois.

46 Contre l'inflammation de l'urètre : le chanvre

L'inflammation de l'urètre donne un écoulement important. La première chose à laquelle on pense, c'est l'*écoulement vénérien* : il se soigne par les antibiotiques et non l'homéopathie (sauf dans un second temps, comme traitement de fond pour éviter les suites).

Il y a de plus en plus d'*urétrites non vénériennes*, d'origine virale ou allergique. Elles réagissent bien au traitement homéopathique.

Encore un mot, destiné à *ceux qui n'ont rien*, du moins au niveau de l'urètre. Nous voyons souvent dans nos cabinets des anxieux qui ressentent un petit picotement au bout de la verge. A force de presser sur le méat, il font sourdre une vague goutte de liquide et sont persuadés d'avoir un écoulement. Si vous êtes dans ce cas, rendez-vous à l'évidence : les analyses n'ont jamais rien montré de positif. Faites-vous soigner, certes, mais abordez avec le médecin le problème de votre anxiété.

Selon l'écoulement

* écoulement avec douleur brûlante dans l'urètre : CANNABIS SATIVA
* écoulement sans douleur : CANNABIS SATIVA
* écoulement comme de l'eau : CANNABIS SATIVA
* jaune : PULSATILLA
* vert : MERCURIUS SOLUBILIS
* filaments de mucus dans l'urine : KALIUM BICHROMICUM.

Selon la sensation

* irritation de l'urètre, améliorée en urinant : STAPHYSAGRIA
* démangeaison dans l'urètre : PETROSELINUM
* sensation d'écharde dans l'urètre : ARGENTUM NITRICUM
* sensation qu'une goutte est en permanence dans le canal : SELENIUM.

On voit que CANNABIS SATIVA est particulièrement indiqué dans les urétrites. C'est le *chanvre cultivé*, encore utile pour certaines inflammations respiratoires et gastriques.

Il faut bien le distinguer de CANNABIS INDICA, le chanvre indien ou haschich qui est interdit en France, même en dilution homéopathique, bien que celle-ci soit complètement inoffensive. Il nous serait bien utile pour certains états mentaux graves.

47 Testicules : de l'or pour les petits garçons

En attendant le diagnostic du médecin, toujours indispensable, on peut commencer à se soigner à l'aide des médicaments qui suivent.

* testicules enflés : PULSATILLA
* douloureux : HAMAMELIS
* sensibles au toucher : SPONGIA
* hydrocèle (épanchement aqueux autour du testicule) : RHODODENDRON
* eczéma des bourses : CROTON TIGLIUM
* herpès des bourses (ou de la verge) : MERCURIUS SOLUBILIS
* testicules non descendus des petits garçons : AURUM.

Un testicule peut se cacher à deux endroits : s'il est encore dans l'abdomen, l'opération s'impose vers l'âge de sept ou huit ans. Mais s'il est à l'orifice inguinal et demande seulement à ce qu'on l'aide à descendre, on aura de bons résultats avec AURUM METALLICUM, l'*or*. Ce n'est pas la seule spécialité de ce métal. Il est irremplaçable dans les dépressions mélancoliques avec dégoût de la vie, et certaines hypertensions artérielles.

Gynécologie-obstétrique

48 Troubles des règles : respectez la nature

Si vous voulez éviter les chocs en retour, vous devez considérer le cycle menstruel comme un phénomène naturel qui ne doit jamais être contrecarré. Il faut chercher à le rétablir lorsqu'il est perturbé en évitant les artifices.

Sauf maladie lésionnelle précise, on doit donc *éviter les traitements hormonaux*, spectaculaires mais n'empêchant pas la récidive dès qu'on les arrête.

Avec l'homéopathie, vous n'aurez pas de résultat immédiat mais tout ce qui est acquis l'est définitivement.

Si vous avez un fibrome, ne vous attendez pas à ce que l'homéopathie le fasse régresser, c'est exceptionnel; par contre, son évolution sera stoppée et ses inconvénients (hémorragiques en particulier) effacés. Il ne faut pas le faire opérer, sauf s'il est trop gros, car il ne constitue pas une maladie locale mais un effort de l'organisme pour fixer ses toxines. Si on l'enlève, le terrain cherchera un autre exutoire. L'homéopathe n'est pas un démagogue. Ne le consultez pas « parce qu'il est contre les opérations ». Il l'est seulement à chaque fois que l'intérêt de votre santé le permet.

Faut-il arrêter tout traitement homéopathique pendant les règles? Sauf médicament particulier que votre médecin vous indique pour tel jour ou telle période du cycle, vous devez faire votre traitement de façon continue (qu'il soit indiqué pour un problème gynécologique ou pour tout autre chose).

Règles en retard
- PULSATILLA

Règles en avance
- par contrariété : CALCAREA CARBONICA
- avec caillots : BELLADONA
- en avance et rouges : SABINA
- en avance et noires : CYCLAMEN.

Règles absentes
- sans cause : SENECIO
- après peur : ACONIT
- après coup de froid : ACONIT
- après colère : COLOCYNTHIS
- par dépression nerveuse : NATRUM MURIATICUM
- après avoir été mouillée : PULSATILLA.

Règles insuffisantes
- peu abondantes, on se change peu : PULSATILLA
- s'arrêtent au milieu et recommencent : PULSATILLA
- ne durent pas assez longtemps : SEPIA.

Règles trop abondantes
- avec fatigue : HELONIAS et CHINA (chacun trois fois par jour)
- sang noir : CROCUS SATIVUS
- coulent trop fortement lorsque l'on bouge : ERIGERON.

Règles douloureuses
- pesanteur vers le bas : BELLADONA
- douleur dans le dos : SENECIO
- dans les cuisses : SABINA
- dans le sacrum : SABINA
- dans le pubis : SABINA
- dans toutes les directions : CAULOPHYLLUM
- dans les ovaires : BELLADONA (à droite), LACHESIS (à gauche)
- douleurs intolérables : CHAMOMILLA
- avec sueurs froides : VERATRUM ALBUM
- douleurs aggravées par les secousses : BELLADONA
- douleurs si les règles s'arrêtent (cessant si les règles reprennent) : LACHESIS.

Pertes de sang entre les règles
- AMBRA GRISEA (consulter si cela se reproduit).

Pour les symptômes pendant les règles, voir les rubriques correspondantes.

PULSATILLA n'est autre que l'*anémone des prés* ou « coquelourde » ou « herbe au vent » parce que la fleur, trop lourde pour la tige, a un air penché et oscille au vent d'avril.

C'est le remède curateur de beaucoup de règles en retard, de stase veineuse et capillaire, de catarrhe des muqueuses (nez-bronches-conjonctives-oreilles-estomac-utérus) et de rhumatisme. Encore faut-il, pour qu'il réussisse, que ses modalités particulières se retrouvent : aggravation par la chaleur, amélioration au grand air et par le mouvement. Il agit mieux chez les sujets au tempérament doux et timide, d'humeur changeante, intolérants aux graisses et frissonnant aisément.

49 La pilule et l'homéopathie

La pilule est une injure à la nature : il n'y a pas de grossesse parce que l'ovaire est bloqué et ne produit pas son ovule au milieu du cycle[1]. Elle est donc illogique.

Il faut lui préférer les moyens contraceptifs locaux. Ceux-ci posent, certes, des problèmes parfois sérieux d'hémorragie, d'infection, de sécurité d'emploi, mais ce sont des problèmes locaux et non généraux. Dans la mesure où ils conviennent à votre cas particulier, ils sont de loin à préférer.

Nous sommes au siècle de la facilité et la pilule — si l'on n'envisage que l'effet désiré, c'est-à-dire : « à aucun prix une grossesse » — répond à cette tendance. Mes propos sont rétrogrades. Je les maintiens, car j'estime que le *progrès comme but en soi*, sans réflexion sur ses conséquences, est le miroir aux alouettes de notre civilisation.

Si vous tenez à la pilule, libre à vous. Le médecin vous donne son avis mais le problème principal est votre choix personnel. Tout en le regrettant, le médecin homéopathe accepte la prescription de la pilule : on ne peut aller contre son temps.

1. Nous n'envisagerons pas ici les effets nocifs de la pilule dus à sa nature chimique. Tout a été dit sur le sujet.

Si vous prenez la pilule :
- prenez la moins dosée,
- accompagnez-la de trois granules de NUX VOMICA,
- sachez qu'elle n'empêche pas l'efficacité d'un traitement homéopathique général.

50 Organes génitaux externes féminins : le pignon d'Inde en cas d'irritation

Cela ne s'invente pas. Un jour, je conseille à une de mes patientes de prendre l'avis d'un gynécologue. Son mari se mêle alors de la conversation :

« Je te l'avais bien dit qu'il fallait consulter un spéléologue. »

Prurit vulvaire
- CALADIUM SEGUINUM.

Les grandes lèvres
- abcès : HEPAR SULFUR
- aphtes : MERCURIUS SOLUBILIS
- eczéma : CROTON TIGLIUM
- enflure : NITRICUM ACIDUM
- herpès : MERCURIUS SOLUBILIS
- rougeur : BELLADONA
- sensibilité (on supporte mal le linge hygiénique) : PLATINA
- varices : HAMAMELIS
- verrue : NITRICUM ACIDUM.

Les petites lèvres
- enflées : APIS
- abcès (bartholinite) : HEPAR SULFUR.

Névralgie du clitoris
- BORAX.

CROTON TIGLIUM est le *pignon d'Inde*, un arbrisseau d'Orient. Ses graines fournissent une huile très corrosive qui servait autrefois de vomitif, de purgatif et de révulsif. Elle attaque les muqueuses et n'importe quelle région de la peau. Le protocole expérimental homéopathique montre que l'irritation de la peau a une localisation élective aux organes génitaux externes (masculins ou féminins). Là non plus, cela ne s'invente pas.

51 Contre les pertes blanches : la créosote

Les pertes blanches peuvent avoir de multiples causes médicales pour lesquelles il vous faudra consulter. Il y a cependant deux circonstances dans lesquelles vous pouvez prendre sans aide une décision :
— *abstention thérapeutique en cas de pertes normales d'élimination ;* ces pertes sont de couleur claire, peu abondantes et ne donnent aucun symptôme : certaines femmes ont quelques pertes au même titre qu'elles transpirent;
— *cessation de la pratique des « protections internes »* : imbibées du sang menstruel, elles représentent un bon milieu de culture pour les microbes; elles constituent un agrément lorsque vous êtes en pantalon, mais ne les utilisez pas systématiquement.

Selon la couleur

* comme de l'eau : LUESINUM
* comme de l'amidon : SABINA
* comme du blanc d'œuf : BORAX
* couleur crème : PULSATILLA
* jaune : PULSATILLA
* verdâtre : MERCURIUS SOLUBILIS
* marron : NITRICUM ACIDUM.

Selon l'écoulement

* très abondant : ALUMINA
* surtout la nuit : MERCURIUS SOLUBILIS
* surtout le jour : ALUMINA.

Selon l'irritation

* non irritantes : PULSATILLA
* irritantes : KREOSOTUM.

Divers

* mauvaise odeur : KREOSOTUM
* empèsent le linge : KREOSOTUM
* pertes blanches des petites filles : CUBEBA.

Faut-il effectuer des soins locaux ?

Indiscutablement, lorsque les pertes sont gênantes ; mais attention au système d'injection vaginale utilisé. N'utilisez jamais la poire, surtout si elle a un jet rotatif. Si vous êtes porteuse de microbes, c'est en effet le meilleur moyen de les faire remonter dans les voies génitales supérieures. Servez-vous de préférence d'un bock, dont la pression est faible mais suffisante. Mettez-y la préparation suivante :

* dans deux litres d'eau bouillie, verser XX (vingt) gouttes de CALENDULA T.M. et XX (vingt) gouttes d'HYDRASTIS T.M.

KREOSOTUM, la *créosote*, est souvent indiquée dans les pertes blanches. C'est un produit de distillation du goudron de bois. Irritante pour la peau et les muqueuses, la créosote était utilisée autrefois pour cautériser, mais elle était dangereuse car elle dépassait souvent la mesure.

En dilution homéopathique et par la bouche, elle conserve les mêmes indications, car elle remplit son contrat sans danger.

52 Pour les seins : la ciguë

La forme du Sacré-Cœur n'est pas spécialement belle. Je la respecte puisque c'est un lieu de culte et de culture. Mais quand elle est reproduite sur une poitrine de femme, quelle horreur sacrée me saisit!

Madame X..., maintenant que vous vous êtes soumise à la chirurgie esthétique, vous avez deux seins blancs en dôme. Leur ligne trop pure et inattendue n'est pas seyante. C'est sans doute celle que vous avez choisie sur catalogue. C'est pourquoi je ne vous ai jamais posé de question. Pour vous, madame Y..., la réussite est parfaite quant à la forme. Évidemment, vous êtes un peu moins fière des deux énormes cicatrices boursouflées et rosâtres qui entourent vos nouveaux seins. J'ai déjà tenté de vous expliquer ce résultat décevant. Vous n'alliez déjà pas bien quand le divorce vous est tombé dessus comme un affreux verdict d'échec. Alors vous avez voulu vous refaire. Vous avez cru pouvoir changer d'un coup de poitrine et de vie. Votre état général était mauvais, vos nerfs impossibles et vos cicatrices ont bourgeonné. La chirurgie esthétique est un masque : en esquissant un pas vers la beauté, vous avez tenté de cacher votre misère intérieure. Vous auriez dû commencer par changer l'essentiel, c'est-à-dire vous-même et non votre façade. Vous soigner entièrement cœur et corps. Et s'il était resté un problème de poitrine, vous l'auriez abordé une fois à l'aise dans votre peau. Je suis persuadé qu'alors votre miroir ne vous aurait plus fait peur. Je sais que je suis dur. C'est parce que je désire que votre aventure serve d'exemple à d'autres femmes avant qu'elles ne se prêtent au bistouri.

Les homéopathes n'ont pas le monopole du bon sens, mais ils ont un contrat moral avec la nature. Tâchez à l'avenir de tenir compte de leur façon de voir.

Abcès du sein

* HEPAR SULFUR

Crevasses des mamelons

* GRAPHITES
* et localement : pommade au CASTOR EQUI.

Douleurs des seins

* par coup sur le sein : BELLIS PERENNIS
* spontanées au toucher : CONIUM MACULATUM
* avant les règles : CONIUM MACULATUM
* pendant la tétée : PHELLANDRIUM.

Inflammation, simple rougeur

* PHYTOLACCA.

Lait dans les seins sans grossesse

* PULSATILLA.

Mastose

* nodule bénin isolé : CONIUM MACULATUM
* congestion diffuse, sans nodule précis : PHYTOLACCA.

Seins flasques

* CONIUM MACULATUM (le remède sera efficace s'il est pris dès le début du ramollissement).

Tension dans les seins avant les règles

* LAC CANINUM.

CONIUM MACULATUM est un des principaux remèdes du sein. C'est la *grande ciguë*, celle qui fut fatale à Socrate. On l'emploie également dans certains cas de vertiges, de paralysie et d'inflammation ganglionnaire.

53 La grossesse : une indication idéale de l'homéopathie

Tous les médicaments chimiques sont redoutés des femmes enceintes, alors que seulement quelques-uns d'entre eux, bien connus des médecins, sont vraiment dangereux.

Si vous avez à vous soigner pendant une grossesse, prenez de préférence des médicaments homéopathiques. Leur extrême dilution vous rassurera; vous n'aurez pas à vivre dans l'inquiétude jusqu'au terme.

Mieux, ils constituent un traitement *eugénique*, c'est-à-dire préparatoire à la venue d'un bébé des plus réussis. Si vous n'avez jamais pris de médicaments homéopathiques, c'est vraiment le moment de les adopter!

Avortement, tendance à l'avortement spontané

* SABINA (jusqu'à la fin de la grossesse).

Constipation

* COLLINSONIA.

Cystite

* POPULUS TREMULOIDES.

Diarrhée

* PHOSPHORUS.

Douleurs

* colonne vertébrale : KALIUM CARBONICUM
* dents : SEPIA
* estomac : SEPIA
* seins : SEPIA
* tête : SEPIA
* ventre (par les mouvements du fœtus) : ARNICA.

Eugénisme (voir page précédente)

* une dose tous les mois de LUESINUM 30 CH
MEDORRHINUM 30 CH
TUBERCULINUM 30 CH
(chaque dose étant prise à dix jours d'intervalle de la suivante).

Fatigue, marche impossible

* BELLIS PERENNIS.

Hémorroïdes

* COLLINSONIA.

Hoquet

* CYCLAMEN.

Irritabilité

* ACTEA RACEMOSA.

Masque de grossesse

* SEPIA.

Nausées, vomissements

* SEPIA.

Pertes blanches

* SEPIA.

Peur de l'accouchement

* ACTEA RACEMOSA.

Salivation

* KREOSOTUM.

Somnolence

* NUX MOSCHATA.

Varices

* BELLIS PERENNIS.

Ce qui ne se trouve pas ci-dessus sera traité en consultant les autres rubriques du livre.

SEPIA est un des principaux médicaments de la grossesse. C'est l'*encre de seiche*, que les peintres utilisent justement sous le nom de « sépia » pour certains lavis. Hahnemann découvrit d'ailleurs le médicament grâce à un peintre. N'arrivant pas à le guérir, il eut l'idée de se rendre dans son atelier pour l'observer dans son travail. Tout en exécutant un lavis, celui-ci avait l'habitude d'humecter son pinceau en le glissant dans sa bouche. Il guérit simplement en cessant cette pratique et Hahnemann expérimenta par la suite l'encre de seiche pour bien en connaître les effets.

Plus de cent cinquante ans après cette aventure, le médicament est toujours fidèle, à chaque fois qu'on l'utilise selon la loi de similitude. Il guérit des dépressions, des troubles menstruels, veineux, hépatiques, cutanés. Il suffit qu'on retrouve son mode réactionnel particulier : frilosité, transpiration émotive, aggravation à la mer, tendance à l'herpès, difficulté à supporter le travail, le ménage et l'entourage.

54 L'accouchement : un minimum de douleurs

Ce sont les homéopathes qui ont la clef de l'accouchement « sans » douleur. Les douleurs sont réduites au minimum (on ne peut en espérer plus avec aucune autre méthode). Les contractions de l'utérus sont toutes efficaces (c'est quand elles sont inefficaces qu'elles font le plus mal) et l'accouchement s'effectue rapidement. A partir de la deuxième grossesse, ne tardez pas trop à vous présenter à la maternité car le bébé viendra assez rapidement.

Préparation à l'accouchement

Prendre tout au long du dernier mois de grossesse une dose par semaine de chacun des trois médicaments suivants :

* ACTEA RACEMOSA 12 CH
ARNICA 12 CH
CAULOPHYLLUM 12 CH

Avec ce traitement, il y a peu de chances que vous ayez besoin de ce qui suit.

Après l'accouchement

* abcès du sein
  menaçant : BRYONIA
  rougeur : BELLADONA
  constitué : HEPAR SULFUR.

Localement, appliquer des compresses imbibées d'alcool à 60° et de XXV gouttes (vingt-cinq) de CALENDULA T. M.

* dépression : SEPIA
* douleurs lombaires : KALIUM CARBONICUM
* douleurs du ventre : ARNICA
* fatigue : KALIUM CARBONICUM
* hémorragie : HAMAMELIS
* pertes sanguinolentes : KREOSOTUM
* impossibilité d'uriner : OPIUM.

Pendant l'allaitement

* douleurs du sein pendant la tétée : PHELLANDRIUM
* engorgement des seins : BRYONIA
* fatigue par l'allaitement : CHINA
* lait insuffisant : URTICA URENS
* lait en excès : PULSATILLA
* pour stopper le lait au moment du sevrage : RICINUS 30 CH, une dose par jour pendant trois jours.

CAULOPHYLLUM, le *cohosh bleu* (une plante d'Amérique du Nord), est une véritable sage-femme auxiliaire. On s'en sert aussi pour les douleurs de règles et les rhumatismes des petites articulations.

55 A la ménopause : le serpent trigonocéphale

Effacer la ménopause à coup d'hormones, ce n'est pas la gommer définitivement, mais seulement en reculer l'échéance, et cela, en perturbant un mécanisme programmé depuis la naissance. La réplique de beaucoup de femmes à cette affirmation est : « Avez-vous des hormones en homéopathie ? »

En fait, les deux traitements ne peuvent pas se mettre en parallèle. L'administration d'hormones constitue une *substitution* (on remplace les hormones ovariennes défaillantes); l'homéopathie agit seulement sur les symptômes gênants, qu'elle supprime sans inconvénient.

Pour tous les ennuis survenant à la ménopause, commencer par consulter cette rubrique. Si l'on ne trouve pas ce qu'on cherche, se reporter aux autres rubriques du livre.

* agitation : LACHESIS
* besoin d'air : SULFUR
* bouffées de chaleur
  améliorées par la survenue des règles : LACHESIS
  aggravées par la survenue des règles : ACTEA RACEMOSA
* dépression : SEPIA
* fatigue générale : CHINA
* hémorragies : LACHESIS
* hémorroïdes : LACHESIS
* intolérance à la constriction (du cou ou de la taille) : LACHESIS
* joues rouges : SANGUINARIA.
* migraines : SANGUINARIA
* rhumatismes : ACTEA RACEMOSA
* saignement de nez : LACHESIS
* tristesse : SEPIA
* volubilité : LACHESIS.

LACHESIS MUTUS est le médicament typique de la ménopause. C'est le venin du *serpent trigonocéphale* (à tête triangulaire) originaire d'Amérique du Sud. Ses autres indications sont : abcès, angines, ulcère de jambe, hémorragies, dépression, intoxication alcoolique, migraine, palpitations, hypertension artérielle, hépatisme.

Il nous a été légué par Constantin Hering, un élève d'Hahnemann. Sachant que ce venin était mortel, Hering décida de l'expérimenter sur lui-même plutôt que sur son entourage; il s'administra une dose un peu trop forte et entra bientôt dans un coma délirant. En praticien dévoué à la science, son premier réflexe, lorsqu'il fut sauvé, fut de demander à sa femme les paroles qu'il venait de proférer afin de les noter soigneusement. A l'époque, on portait des faux-cols, très durs et très hauts. Toute sa vie, à la suite de cette expérimentation héroïque, Hering conserva des difficultés à les supporter. C'est ainsi que nous savons que LACHESIS est indiqué chez les personnes qui ne tolèrent pas une écharpe, un col roulé, une chemise fermée ou un collier à ras le cou.

Rhumatismes

56 Contre les douleurs articulaires : la douce-amère

Arthrose, arthrite, rhumatismes articulaires, infectieux, déformants, inflammatoires, vous êtes certainement un peu perdu dans cette nomenclature. Cependant, ce n'est pas en choisissant un des mots ci-dessus que vous devez décrire vos troubles à l'homéopathe. Il fera bien le diagnostic lui-même; ce qu'il attend de vous, c'est le rapport de ce que vous ressentez, dans les termes qui vous viennent spontanément à l'esprit, sans réfléchir. Ce sont vos *douleurs*, et non vos *rhumatismes*, qui sont la clef de son diagnostic médicamenteux.

Selon la cause

* après avoir été mouillé : DULCAMARA
* après coup de froid : NUX VOMICA
* après surmenage physique : RHUS TOXICODENDRON.

Selon les modalités

Amélioration :

* par temps de pluie : CAUSTICUM
* par le mouvement, la marche, le « dérouillage » : RHUS TOXICODENDRON

* le froid : LEDUM
* par la chaleur : RHUS TOXICODENDRON.

Aggravation :

* par la marche, le mouvement : BRYONIA
* par la pluie, l'humidité : DULCAMARA
* aux changements de temps : RHODODENDRON
* par la neige : CALCAREA PHOSPHORICA
* par l'orage : RHODODENDRON
* la nuit : KALIUM IODATUM
* pendant les règles : ACTEA RACEMOSA
* au repos : RHUS TOXICODENDRON.

Selon les localisations

* cheville : APIS
* colonne vertébrale : voir la rubrique 57
* coude : RHUS TOXICODENDRON
* épaule : FERRUM METALLICUM
* genou : BENZOICUM ACIDUM
* hanche : ALLIUM SATIVUM
* mâchoire : RHUS TOXICODENDRON
* petites articulations des doigts (mains et pieds) : CAULOPHYLLUM
* poignet : RUTA
* talon : ALUMINA.

Selon les concomitants

* avec enflure douloureuse au toucher : BRYONIA
  peu douloureuse au toucher : APIS
* avec engourdissement : RHUS TOXICODENDRON
* avec raideur : CAUSTICUM
* avec douleurs musculaires plus qu'articulaires : ACTEA RACEMOSA
* avec douleurs dans les tendons : RHUS TOXICODENDRON
* avec crampes : NUX VOMICA
* rhumatismes voyageurs : KALIUM SULFURICUM
* alternance de rhumatismes et de diarrhée : ABROTANUM
* alternance de rhumatismes et de gastrite : KALIUM BICHROMICUM.

La goutte

* prendre en alternance trois fois par jour trois granules des trois médicaments suivants : BELLADONA
  COLCHICUM
  LEDUM

En consultant un médecin homéopathe, vous pourrez faire baisser votre taux d'acide urique sans médicament chimique.

DULCAMARA, la *douce-amère*, est typiquement indiquée pour les rhumatismes à l'humidité mais également pour certaines formes d'urticaire et de verrues.

Elle doit son nom au fait que son suc a au premier abord une saveur douce mais laisse sur la langue un souvenir amer.

57 Colonne vertébrale : sus à la « vertèbre-qui-saute »

« Ça y est, docteur, elle a encore sauté!

— Vous aussi vous êtes victime de la maladie de la « vertèbre-qui-saute» ? Sachez que, sauf accident très violent, les vertèbres restent en place. Lorsque vous êtes bloqué, c'est que vos muscles sont contractés. Les manipulations ne remettent pas de vertèbres en place, elles enlèvent les spasmes musculaires.

— Mais, docteur, et le craquement que j'entends lorsque l'on me manipule?

— Il s'agit du bruit produit par le vide intra-articulaire créé par le geste manipulatif. Exactement comme vous faites craquer vos doigts en forçant sur les phalanges. Est-ce que, pour autant, vous « remettez » vos doigts en place?

— Alors comment se fait-il qu'il faut que j'aille chez un chiropracteur une fois par semaine, s'il n'y a pas de déplacement?

— D'abord vous avez tort d'aller chez un illégal, alors que de nombreux médecins sont spécialistes de manipulations vertébrales. Il y en a plusieurs par ville importante. Et puis souvenez-vous que l'initiateur de la chiropraxie, Palmer, était un épicier. Ne croyez pas que ses disciples ont des secrets que le corps médical ignorerait. Ne vous laissez pas raconter que « tout part de la colonne », y compris l'ulcère d'estomac ou l'angine à répétition. Le nerf coincé est une vue simpliste de commerçant manquant de formation scientifique. Enfin souvenez-vous qu'en une ou deux séances un problème vertébral doit être réglé; sinon il faut essayer une autre thérapeutique. »

Pour les causes, modalités, concomitants, voir la rubrique précédente.

Selon la localisation

* cou: LACHNANTES
* dos : le haut du dos : ACTEA RACEMOSA (les trois premières vertèbres dorsales)
  le reste du dos : SULFUR
* lombes (les « reins ») :
  avec amélioration sur un plan dur (planche, dossier) : RHUS TOXICODENDRON
  avec aggravation au moindre mouvement, en toussant : BRYONIA
  avec crampes : NUX VOMICA
  avec amélioration au mouvement : RHUS TOXICODENDRON
  avec douleurs irradiées au ventre : BERBERIS
* sacrum : AESCULUS HIPPOCASTANUM
* coccyx : HYPERICUM.

ACTEA RACEMOSA, ou *actée en grappes*, est une plante qui nous vient d'Amérique du Nord. Vous avez déjà pu constater qu'il y en a beaucoup dans la pharmacopée homéopathique. C'est parce qu'à la fin du siècle dernier et au début de celui-ci, il y avait en Amérique une école homéopathique importante et qui a beaucoup puisé dans la flore locale.

ACTEA RACEMOSA est bien connue de la médecine classique sous le nom de CIMICIFUGA. On l'utilise pour les maux de tête, les bourdonnements d'oreille et les rhumatismes.

Les homéopathes lui trouvent les mêmes indications avec en plus : les douleurs menstruelles, l'anxiété avec peur de la folie ou peur de l'accouchement, certaines névralgies.

58 Contre la sciatique : l'immortelle

L'homéopathie n'est efficace que dans la sciatique rhumatismale. Pour les autres causes, on doit chercher ailleurs.

On peut adjoindre un traitement par acupuncture pour agir plus vite. *Pourquoi les homéopathes sont-ils souvent acupuncteurs?* Parce que les deux médecines :
— respectent la nature,
— s'intéressent à l'organisme dans son ensemble,
— soignent le malade et non la maladie,
— s'attaquent aux « racines du mal » (le terrain) et pas seulement à ses « branches » (les symptômes).

Les homéopathes ont été les premiers en France à s'intéresser à l'acupuncture, à la suite de son introduction par Soulié de Morant, parce que leur esprit y était déjà préparé.

Selon les modalités

Aggravation
* en toussant, en éternuant : TELLURIUM
* debout : SULFUR
* assis : AMMONIUM MURIATICUM
* pendant la selle : TELLURIUM
* la nuit : KALIUM IODATUM
* au lit : RHUS TOXICODENDRON
* par l'humidité : RHUS TOXICODENDRON
* au moindre mouvement : BRYONIA.

Amélioration
* en pressant sur le membre inférieur : MAGNESIA PHOSPHORICA
* en marchant : RHUS TOXICODENDRON
* assis : GNAPHALIUM
* la jambe repliée : COLOCYNTHIS
* par la chaleur : MAGNESIA PHOSPHORICA
* couché sur le côté douloureux : BRYONIA.

Selon les sensations

* sensation de crampes : NUX VOMICA
* de brûlure améliorée par la chaleur : ARSENICUM ALBUM
* d'électricité : KALMIA LATIFOLIA
* d'engourdissement : GNAPHALIUM
* de douleurs piquantes : BRYONIA
* douleurs en éclair : MAGNESIA PHOSPHORICA
* douleurs qui se déplacent le long du membre inférieur : KALIUM BICHROMICUM
* sciatique à bascule, passant d'un côté à l'autre : LAC CANINUM.

Selon les concomitants

* avec atrophie musculaire : PLUMBUM
* avec paralysie : CAUSTICUM (bien sûr, consulter malgré tout).

GNAPHALIUM est une sorte d'*immortelle.* C'est un « petit » médicament de sciatique, rarement indiqué mais très efficace quand ses symptômes sont présents. Pour le malade soulagé, il n'y a pas de petit remède.

59 Contre l'épanchement de synovie : l'abeille

La séreuse (le fin tissu qui tapisse l'intérieur d'une articulation) sécrète la synovie en cas d'inflammation. Comment des médicaments extrêmement dilués peuvent-ils, dans ces conditions, faire résorber une quantité pondérale de liquide? Tout simplement, de la même façon qu'il s'est produit. La séreuse l'a sécrété : la séreuse peut l'absorber à nouveau sous l'influence de médicaments homéopathiques appropriés.

Le principe est général. Les médicaments homéopathiques n'agissent pas directement sur la cause des maladies mais en incitant l'organisme à le faire lui-même.

Selon la cause

* traumatisme : ARNICA.

Selon les modalités

Amélioration des douleurs :

* par le froid : APIS
* par le repos : BRYONIA
* par le mouvement : KALIUM IODATUM
* par la pression large sur l'articulation enflée : BRYONIA.

Aggravation des douleurs

* la nuit : KALIUM IODATUM
* par la pression : APIS.

Dans les cas chroniques

* CALCAREA FLUORICA.

APIS MELLIFICA n'est autre que l'*abeille*. C'est un de nos grands remèdes d'inflammation, d'urticaire, d'angine, de rhumatisme, d'inflammation des reins.

60 Contre les crampes musculaires : la coloquinte

D'abord un geste local qui peut vous aider si vous êtes saisi d'une crampe. Massez le muscle en cause en partant de son milieu et en allant vers ses extrémités. Tâchez de l'étirer. Pour cela, servez-vous de vos deux pouces : plaquez le muscle contre l'os sous-jacent et essayez d'entraîner ses fibres sous vos pouces en les écartant.

Ensuite quelques conseils simples de régime. Si vous êtes sujet aux crampes de façon chronique, supprimez le café : il vaut mieux ôter une cause que de prendre un médicament (même homéopathique!). Buvez du jus d'orange qui contient du potassium naturel.

Selon la cause

* diarrhée : COLOCYNTHIS
* fatigue : ARNICA.

Selon les modalités

* aggravation la nuit : NUX VOMICA
* aggravation au toucher : CUPRUM
* amélioration par la pression forte : COLOCYNTHIS
* amélioration par la chaleur : COLOCYNTHIS.

Selon la localisation

* doigts (mains ou pieds) : CUPRUM
* épaules : PLATINA
* hanches et cuisses : COLOCYNTHIS
* mollets : CUPRUM
* plante des pieds : CUPRUM
* tête : PLATINA.

COLOCYNTHIS, la *coloquinte*, est le fruit d'une plante orientale. On l'employait autrefois comme purgatif en friction sur le ventre. On badigeonnait également le sein des nourrices avec une légère infusion avant la tétée au moment du sevrage. Les crampes abdominales qui s'ensuivaient chez le nourrisson avaient certainement un effet dissuasif !

Pour nous, c'est un grand remède de spasmes, de coliques (hépatiques, abdominales, néphrétiques), de sciatique. Il est indiqué pour les troubles consécutifs à une colère.

Peau

L'homéopathie fait merveille — le mot n'est pas trop fort — dans un grand nombre de maladies de peau. Les lésions se voient : le traitement est donc facile à mettre au point. C'est souvent dans ce domaine que l'on arrive à convaincre de la puissance de l'homéopathie.

Sauf lésion particulièrement gênante ou disgracieuse, les homéopathes interdisent les pommades. En effet, la peau n'est pas un organe isolé, mais le reflet de ce qui se passe à l'intérieur de l'organisme. Les symptômes cutanés représentent une tentative de lutte contre une maladie de l'état général; si on les supprime par une pommade *efficace*, la maladie se fait jour sur un autre organe. Or, *la peau c'est le moindre mal.*

61 Contre l'acné : le bromure de potassium

« Docteur, j'ai pris des antibiotiques, des hormones, des tranquillisants. Mon acné s'améliore tant que j'en avale, mais recommence dès que je cesse. »

Cette remarque est fréquente dans le cabinet d'un homéopathe. Elle rappelle que le traitement classique *suspend* le trouble sans le chasser définitivement. Or, la guérison doit être admise lorsqu'il y a *disparition sans retour*. Voilà pourquoi les traitements homéopathiques sont parfois longs. On doit, d'ailleurs, les continuer jusqu'à ce que l'organisme soit capable de se maintenir sain de lui-même.

La grosseur des boutons d'acné diminue avant qu'ils ne cèdent en nombre. Ils deviennent de moins en moins profonds, de moins en moins enflammés. Les facteurs infectieux, hormonaux, nerveux, cèdent peu à peu. Et un jour il ne reste que des cicatrices (si vous avez été agressif avec vos ongles). C'est alors que le peeling finira de vous faire oublier qu'un moment de votre vie en société a été troublé.

En cas d'acné juvénile

* points noirs : SELENIUM
* pustules : KALIUM BROMATUM
* cicatrices violettes : ANTIMONIUM TARTARICUM.

En cas d'acné rosacée. Attention, il s'agit d'une maladie complètement différente malgré la similitude de noms. Elle survient essentiellement chez la femme après quarante ans, sous forme de gros boutons surélevés, parfois suppurants, sur un fond de couperose.

* SANGUINARIA
CARBO ANIMALIS
trois granules de chacun trois fois par jour.

Pour les deux affections, consulter afin de recevoir un traitement de fond, même si les conseils ci-dessus amorcent l'amélioration.

KALIUM BROMATUM, le *bromure de potassium*, est le médicament-type de l'acné juvénile, spécialement chez l'adolescent agité, ayant toujours besoin de remuer les mains, somnambule, avec des problèmes sexuels. Cette description correspond au « type sensible » de KALIUM BROMATUM, mais ce médicament aura toujours une action locale sur l'acné des autres personnes.

62 Contre le bouton de fièvre : le sumac vénéneux

Les médecins l'appellent herpès.

Pour les habitants de Saint-Étienne, c'est le « morfondement ». Se morfondre, voulait dire, en vieux français, « prendre froid ». C'est souvent après un coup de froid, au cours d'un rhume ou d'une grippe, que l'on voit sortir le bouton ou le bouquet d'herpès. Il correspond à un « virus de sortie », sorte de carte de visite de la maladie principale. Il existe également des herpès récidivant en dehors de tout problème infectieux aigu. Ceux-là répondent au traitement de fond.

Pour la crise elle-même, on aura à choisir entre deux médicaments. Les alterner au besoin (trois granules de chacun trois fois par jour) si l'on hésite entre les deux.

* démangeaison intense : RHUS TOXICODENDRON
* améliorée par la chaleur : RHUS TOXICODENDRON
* rougeur autour de la vésicule : RHUS TOXICODENDRON
* localisation aux lèvres ou autour de la bouche : RHUS TOXICODENDRON
* démangeaison aggravée la nuit : MERCURIUS SOLUBILIS
* aggravée par la chaleur : MERCURIUS SOLUBILIS
* tendance à la suppuration : MERCURIUS SOLUBILIS
* localisation aux organes génitaux ou aux fesses : MERCURIUS SOLUBILIS.

RHUS TOXICODENDRON, le *sumac vénéneux*, est un arbuste exotique acclimaté dans nos régions. Il est nocif pour la peau, son suc provoque de l'eczéma (les jardiniers peuvent en avoir rien qu'en touchant un instrument qui a servi à le couper). C'est aussi un remède de rhumatisme et de grippe.

63 Pour atténuer les cicatrices disgracieuses : la mine de plomb

On ne peut évidemment supprimer le trait lui-même qui est indélébile. Par contre, l'homéopathie a des ressources pour calmer l'irritation et le bourgeonnement.

Les cicatrices

- * bourgeonnement : GRAPHITES 9 CH (trois granules trois par jour comme pour les autres conseils; mais également, pommade au GRAPHITES, très efficace malgré sa couleur noire posant des problèmes)
- * cicatrice de brûlure : CAUSTICUM
- * coloration bleue : SULFURICUM ACIDUM
  rouge : LACHESIS
- * démangeaisons : FLUORICUM ACIDUM
- * entourées de vésicules : FLUORICUM ACIDUM
- * font mal par temps sec : CAUSTICUM
  par temps humide : PHYTOLACCA
  par changement de temps : NITRICUM ACIDUM
  le long des trajets nerveux : NITRICUM ACIDUM
- * se rouvrent, suppurent : SILICEA
- * saignent : LACHESIS.

Le premier médicament des cicatrices est GRAPHITES, le *graphite* ou « mine de plomb » ou « plombagine ». Il sert à fabriquer des crayons noirs et des électrodes. Les homéopathes lui trouvent, depuis Hahnemann, des emplois tout autres contre l'eczéma suintant, l'impétigo, les ongles déformés, la constipation, l'ulcère d'estomac.

64 En cas de coup de soleil : la belladone

PEAU QUI BRUNIT, PEAU QUI VIEILLIT. Savez-vous ce qui se passe quand vous abandonnez votre corps aux rayons du soleil ? Certaines cellules de votre peau sécrètent un pigment brun, ce qui est le but recherché. Mais pourquoi ce pigment brun apparaît-il ? Pour *protéger votre peau*, car le soleil est une agression. Le brunissement est un *symptôme réactionnel de défense* aux ultra-violets. Quant à la chaleur du soleil, elle peut ajouter un effet de déshydratation.

Souvenez-vous que la peau bronzée n'est qu'une question de mode, donc quelque chose qui devrait être secondaire[1]. En 1900, nos grand-mères devaient avoir la peau blanche, une peau « d'albâtre », disaient les poètes. C'est pourquoi on avait inventé l'ombrelle.

Tenez-vous-en à un bronzage modéré, vous satisferez ainsi aux exigences opposées de la mode et de votre santé.

Préventivement, si vous êtes très sensible au soleil :
* NATRUM MURIATICUM, pendant toute la saison.

Coup de soleil
* peau rouge : BELLADONA
* urticaire : APIS
* brûlure avec cloque : CANTHARIS.

Localement : hydrater à tout prix avec une crème hydratante non médicamenteuse ou quelques ronds de tomate.

BELLADONA, la *belladone*, est une plante très toxique, antispasmodique pour les classiques. Elle donne une pupille élargie, donc un regard profond. C'est pourquoi les dames romaines s'en instillaient en gouttes dans les yeux. On explique ainsi le nom de bella dona ou belle dame.

1. Du point de vue médical...

En homéopathie, c'est un médicament très courant pour les angines, les otites, la rougeole, les convulsions, les migraines, la conjonctivite. A chaque fois que l'on rencontre :
— rougeur avec chaleur brûlante en approchant la main (c'est le cas dans les brûlures dues au soleil),
— spasmes,
— symptômes violents et soudains,
BELLADONA est le remède.

65 Contre les démangeaisons : le poil à gratter!

Les conseils qui suivent sont valables pour les démangeaisons (ou prurit) sans cause précise (type parasites, éruptions, diabète).

Selon l'origine

* sans cause et sans autre symptôme : DOLICHOS PRURIENS
* chez une personne âgée : DOLICHOS PRURIENS
* par contrariété : IGNATIA.

Selon les modalités

Aggravation :

* au moindre contact : RANUNCULUS BULBOSUS
* par la chaleur : DOLICHOS PRURIENS
* par la laine : HEPAR SULFUR
* au déshabillage : RUMEX CRISPUS
* au grand air : RUMEX CRISPUS
* la nuit : DOLICHOS PRURIENS
* par l'alcool : CHLORALUM
* en se grattant : MEZEREUM.

Amélioration :

* par la chaleur : ARSENICUM ALBUM
* par l'eau froide : FAGOPYRUM
* en se grattant : RHUS TOXICODENDRON
* en faisant saigner : DOLICHOS PRURIENS.

Selon la sensation

* brûlure, améliorée par le froid : SULFUR
  améliorée par le chaud : ARSENICUM ALBUM
* comme des aiguilles : URTICA URENS
* démangeaison qui se déplace (quand on gratte à un endroit, cela recommence ailleurs) : STAPHYSAGRIA
* démangeaison violente : MEZEREUM.

Selon les concomitants

* avec frilosité : MEZEREUM
* avec troubles hépatiques : DOLICHOS PRURIENS
* avec constipation : DOLICHOS PRURIENS.

Quoi de plus évident? Prenez du *poil à gratter* si vous souffrez de démangeaisons! C'est cela le mal par le mal[1]. Une recommandation tout de même : n'allez pas chercher votre thérapeutique dans les chemins creux ou chez le marchand de farces et attrapes. Demandez-le à votre pharmacien sous le nom de DOLICHOS PRURIENS. Cela sera plus sérieux.

Et surtout plus efficace.

66 Contre l'eczéma : le vernis du Japon

L'eczéma est le type même de la réaction allergique cutanée. Si on le traite avec une pommade à la cortisone, on le masque mais on n'empêche pas la réaction allergique de se manifester sur un autre organe : les bronches par exemple. La peau est un peu comme un écran de télévision à l'envers : l'image apparaît quand il y a derrière quelque chose de défectueux. De toute manière, ce n'est pas l'écran qu'il faut réparer, c'est ce qu'il cache.

1. Les homéopathes n'aiment pas l'expression « le mal par le mal ». C'est un raccourci, mais la vérité est : le mal par quelque chose de *semblable* au mal.

Selon la cause

* après une vaccination : MEZEREUM
* chez un gros mangeur : ANTIMONIUM CRUDUM.

Selon les modalités

Aggravation :
* par l'eau : SULFUR
* l'hiver : PETROLEUM
* à la mer : NATRUM MURIATICUM
* au soleil : NATRUM MURIATICUM
* par la chaleur : SULFUR.

Amélioration :
* par la chaleur : ARSENICUM ALBUM
* par le froid : SULFUR.

Selon l'aspect

* rosé : APIS
* rouge : BELLADONA
* vésicules : RHUS TOXICODENDRON
* grosses bulles : CANTHARIS
* avec suintement : GRAPHITES
* avec croûtes : MEZEREUM
* avec fissures : NITRICUM ACIDUM
* sec, en poudre fine : ARSENICUM ALBUM
en squames : ARSENICUM IODATUM
* dysidrose (petits grains transparents) : RHUS VERNIX.

Selon la localisation

* anus : BERBERIS
* bouche : (tour de bouche) : SEPIA
* cuir chevelu : OLEANDER
* coude (pli du coude) : BERBERIS
* front : NATRUM MURIATICUM
* genou (creux du genou : CEREUS BOMPLANDII
* main, dos : PIX LIQUIDA
paume : ANAGALLIS
tour des doigts : PETROLEUM
* menton : PRIMULA OBCONICA
* oreilles (derrière les oreilles) : GRAPHITES
conduit auditif : PSORINUM
* parties génitales : CROTON TIGLIUM
* pied, eczéma corné : ANTIMONIUM CRUDUM
eczéma fissuré : LYCOPODIUM
* poignet : PRIMULA OBCONICA.

Comme pour toutes les rubriques de ce livre, la meilleure façon de se soigner est de prendre les deux ou trois médicaments qui conviennent au cas, l'un selon l'aspect, un autre selon les modalités, éventuellement un troisième selon la localisation.

Mon premier cas traité par homéopathie

Ce fut un cas familial de dysidrose (sorte d'eczéma granuleux des doigts et des orteils). J'avais trois mois de fréquentation des cours d'homéopathie. Je n'en savais pas assez pour prescrire, mais mon expérience de médecin généraliste m'avait appris qu'il ne fallait pas compter sur la pommade à la cortisone.

Je me plongeai trois heures durant dans mes notes de cours et finit par « sortir » une ordonnance qui me semblait aller. Dès les premières heures les démangeaisons disparurent. Après trois ou quatre jours, les petits boutons commencèrent à sécher. En deux semaines, il n'y eut plus rien.

Ma vie professionnelle changea dès moment-là. Je continuai à étudier l'homéopathie à mes heures perdues. Non plus comme un jeu intellectuel prometteur maiscomme une réalité qu'il fallait à tout prix maîtriser.

RHUS VERNIX, le médicament qui fut salutaire dans ce cas précis, c'est le *vernis du Japon*, qu'on utilise pour fabriquer certaines laques.

67 Contre les engelures : l'eau froide

Cette congestion douloureuse des extrémités est le plus souvent due au froid. Soyez homéopathique jusqu'au bout des ongles : en cas d'engelures, trempez vos mains ou vos pieds dans l'eau froide, ce qui provoque le mal est capable de le soulager. Choisissez en plus parmi les médicaments suivants :

Selon les modalités

Aggravation :

- par la chaleur : PULSATILLA
- par le froid : AGARICUS
- au moindre toucher : NITRICUM ACIDUM.

Amélioration :

- par la chaleur : ARSENICUM ALBUM
- par le froid : APIS.

Selon la couleur des lésions

- noirâtre : ARSENICUM ALBUM
- rosée : APIS
- rouge : AGARICUS
- violette : PULSATILLA.

Selon les sensations

- comme des aiguilles de glace : AGARICUS
- démangeaison : RHUS TOXICODENDRON.

Selon les concomitants

- avec ulcération : NITRICUM ACIDUM
- avec fissures : PETROLEUM.

Le *pétrole* est partout dans notre vie; jusque dans les médicaments homéopathiques, sous le nom à peine voilé de PETROLEUM. C'est un grand remède de la peau fissurée, quelle qu'en soit la cause, spécialement si les fissures se produisent l'hiver. On s'en sert aussi pour le mal des transports et les migraines.

68 Contre l'infection de la peau : le souci

Voici une liste des principales infections de la peau avec leur traitement homéopathique, souvent capable de remplacer bistouri et antibiotiques. Soignez-vous aussi près que possible du début des troubles locaux.

Abcès

* menaçant : aspect rosé : APIS
  aspect rouge : BELLADONA
* constitué : HEPAR SULFUR 3 X trituration (trois mesures par jour)
* traînant : SILICEA.

Anthrax

* trois granules toutes les heures en alternance : ANTHRACINUM
  LACHESIS
  ARSENICUM ALBUM.

Impétigo

* MEZEREUM.

Infection des poils

* HEPAR SULFUR.

Mycose (champignon microscopique)

* ARSENICUM IODATUM.

Panaris

* trois granules trois fois par jour des trois médicaments suivants :
  HEPAR SULFUR
  MYRISTICA
  DIOSCOREA.

Localement, on s'aidera de CALENDULA T.M., en badigeonnage ou en compresse. Il s'agit d'une plante bien commune : le *souci*. C'est la seule plante que les laboratoires homéopathiques utilisent sous sa forme cultivée. En effet, les médecins la prescrivent en teinture-mère (T.M.), donc non diluée, et il en faut énormément. Toutes les autres plantes à usage homéopathique sont cueillies dans leur habitat naturel et à l'état sauvage.

69 Pour les ongles : l'antimoine

Quand les ongles se dédoublent, on demande toujours au médecin à quel manque cela correspond. Il y a souvent un manque d'éléments minéraux; mais il ne faut pas croire qu'il suffit d'en prendre en cachets ou d'en appliquer localement sur les ongles pour voir la situation changer. Il faut un traitement de l'état général, du *terrain* qui a produit cet état.

Vous avez un ennui avec vos ongles? C'est un manque de médicament homéopathique!

Si vous avez les ongles

* cannelés (dans le sens de la longueur) : SILICEA
* cassants : GRAPHITES
* craquelés : ANTIMONIUM CRUDUM
* déformés : ANTIMONIUM CRUDUM
* qui s'effritent : GRAPHITES
* enflammés au niveau de la matrice : GRAPHITES
* épais : GRAPHITES
* fendus : ANTIMONIUM CRUDUM
* incarnés : MAGNETIS POLUS AUSTRALIS (après passage chez le pédicure, pour qu'ils repoussent droit)
* ondulés (dans le sens de la largeur) : THUYA
* poussent peu : ANTIMONIUM CRUDUM
* tachés de blanc : SILICEA
* en verre de montre (bombés) : NITRICUM ACIDUM.

C'est ANTIMONIUM CRUDUM qui l'emporte en importance dans le traitement des ongles. C'est le *sulfure d'antimoine*, ainsi appelé parce qu'il aurait été fatal à des moines bénédictins qui l'expérimentaient au XIVe siècle. Mais il était déjà connu depuis l'Antiquité comme cosmétique. Il fit l'objet d'une grande polémique aux XVIe et XVIIe siècles : la Faculté mit cent ans à l'accepter comme anti-inflammatoire. Sa décision finale est importante sur le plan historique, car elle marque le début de l'ère chimique des médicaments.

Seuls les homéopathes s'en servent encore. Ils traitent avec lui les embarras gastriques, les ongles, la peau (spécialement les lésions cornées).

70 Contre le psoriasis : l'arsenic

Le docteur Charles Rousson, mon maître, a exercé l'homéopathie à Lyon pendant plus de quarante ans. Par l'efficacité de ses traitements, il a su donner à notre médecine une solide réputation de sérieux.

Cela ne l'empêchait pas de cacher sa dignité et sa pudeur de sentiments derrière un sens de l'humour bien à lui. Il reçut un jour un couple étrange.

Elle : Américaine richissime et extravagante qui cherchait à se débarrasser d'un psoriasis rebelle.

Lui : chauffeur de la précédente, sagement assis dans un coin du cabinet médical, légèrement en retrait, la casquette sur les genoux. Sa présence lors de la consultation laissait imaginer que la voiture de Madame n'était pas sa seule occupation.

Lors de la seconde visite au cabinet de Charles Rousson, quelques semaines plus tard, le chauffeur est toujours aussi réservé. L'Américaine, triomphante, plus exubérante que jamais, est revenue pour remercier son médecin, car le psoriasis n'est plus qu'un souvenir. Elle ouvre un large sac et laisse tomber... une respectable pyramide de dollars. Charles Rousson, d'un geste digne, prélève alors dans cet amoncellement l'équivalent du prix de sa consultation et le range dans son tiroir. Puis il ramasse le reste des billets, se dirige vers le chauffeur, et dépose d'un geste large le tout dans la casquette retournée.

Selon l'aspect du psoriasis[1]

* desquamation de fine poudre blanche : ARSENICUM ALBUM
* larges squames : ARSENICUM IODATUM
* psoriasis en taches rondes : SEPIA.

Selon les modalités

* démangeaison améliorée par la chaleur : ARSENICUM ALBUM
* démangeaison aggravée par la chaleur : KALIUM ARSENICOSUM
* éruption aggravée l'hiver : PETROLEUM
* éruption aggravée au printemps : SEPIA.

Selon la localisation

* cuir chevelu : CALCAREA CARBONICA
* coude (pli du) : SEPIA
* genou (creux du) : SEPIA
* ongles : SEPIA
* sourcils : PHOSPHORUS
* thorax : NATRUM ARSENICOSUM
* visage : SEPIA.

Les médicaments les plus utiles dans le psoriasis sont les dérivés de l'arsenic. Les anciens utilisaient l'arsenic contre la fièvre, l'asthme, les douleurs d'estomac, les maladies de peau.

Les homéopathes lui trouvent des indications voisines. Son sel le plus important, ARSENICUM ALBUM (l'*anhydride arsénieux*) demande, pour être prescrit, que l'on retrouve ses modalités particulières : agitation malgré la faiblesse et sensations de brûlures améliorées par la chaleur. Voilà un symptôme très original, capable d'assurer un diagnostic médicamenteux quand on le retrouve.

En dilution homéopathique, l'arsenic ne doit pas effrayer. Ce n'est pas la peine de prévenir le centre antipoison si vous voyez votre enfant sucer par jeu des granules d'ARSENICUM ALBUM.

1. Ce livre ne contient pratiquement pas d'élément de diagnostic. Il est bien certain que les conseils donnés ici ne peuvent être utilisés que par les personnes qui connaissent leur maladie. C'est la seule façon de ne pas prendre de risque.

71 Contre la transpiration : le jaborandi

La transpiration est un exutoire contribuant à maintenir ou rétablir l'équilibre général. Il est donc illogique d'intervenir localement pour la freiner. Si vous utilisez des « déodorants » ou des « antitranspirants », vous êtes victime de la publicité.

Et l'odeur? Elle est due à des bactéries qui trouvent dans votre sueur un milieu de culture qui leur convient. Il suffit de modifier celui-ci grâce à un traitement naturel comme l'homéopathie. Supprimez tout geste bloquant, faites comme votre grand-mère : savon et eau de Cologne.

Selon la cause

- * émotion (anxiété, colère, etc.) : SEPIA
- * exercice (au moindre exercice) : CHINA
- * sans cause : PILOCARPUS
- * pendant la fièvre : MERCURIUS SOLUBILIS
- * après une maladie aiguë : CHINA
- * ménopause : PILOCARPUS
- * obésité : CALCAREA CARBONICA
- * peur : OPIUM
- * pendant les règles : VERATRUM ALBUM
- * après les repas : NATRUM MURIATICUM
- * pendant le sommeil, en s'endormant : CALCAREA CARBONICA
  en se réveillant : SAMBUCUS.

Selon les modalités

- * aggravation la nuit : MERCURIUS SOLUBILIS
- * aggravation à la chaleur d'une pièce : PULSATILLA.

Selon les concomitants

- * mauvaise odeur, sous les bras : SEPIA
  du corps : THUYA
  des pieds : SILICEA
- * sueurs froides : VERATRUM ALBUM
- * sueurs chaudes : CHAMOMILLA
- * sueurs qui fatiguent : CHINA.

Parmi les médicaments ci-dessus, à remarquer : le *jaborandi* (PILOCARPUS). La médecine classique l'utilisait comme sudorifique, car il excite les glandes sudoripares par l'intermédiaire du système sympathique. En dilution homéopathique, il n'y a rien d'étonnant qu'il agisse en sens inverse et freine ces mêmes glandes.

72 Contre l'urticaire : l'ortie

L'urticaire est une manifestation allergique très commune. Désagréable, elle pousse au traitement pour vite s'en débarrasser. Cependant il faut se méfier des traitements externes qui pourraient, par leur côté artificiel, laisser après eux des manifestations plus sérieuses. L'urticaire ne doit disparaître que lorsqu'elle n'a plus sa raison d'être, c'est-à-dire lorsque le terrain allergique sous-jacent a été modifié.

Selon la cause

* aliments, coquillages : URTICA URENS
  - écrevisses : ASTACUS
  - fraises : FRAGARIA
  - homard, langouste : HOMARUS
  - lait : DULCAMARA
  - porc : PULSATILLA
  - viande en général : ANTIMONIUM CRUDUM
  - vin : CHLORALUM
* bain, après le bain : URTICA URENS
* exercice violent : URTICA URENS
* froid, après avoir pris froid : DULCAMARA
* mer, au bord de la mer : ARSENICUM ALBUM
* règles, pendant les règles : KALIUM CARBONICUM
* soleil : NATRUM MURIATICUM.

Selon les modalités

Aggravation :

* la nuit : ARSENICUM ALBUM
* au toucher : URTICA URENS.

Amélioration :
* dans l'eau chaude : ARSENICUM ALBUM
* dans l'eau froide : APIS.

Selon l'aspect
* rosé : APIS
* rouge : BELLADONA.

Selon les concomitants
* agitation : ARSENICUM ALBUM
* constipation : COPAÏVA
* dérangement gastrique : ANTIMONIUM CRUDUM
* dérangement hépatique : ASTACUS
* œdème de Quincke : APIS
* rhumatismes : URTICA URENS
* transpiration : APIS.

Le médicament qui a le plus de chance de vous calmer est URTICA URENS, l'*ortie*. Chacun sait que cette plante sauvage donne une réaction urticarienne. Il n'est donc pas étonnant qu'elle puisse la guérir.

73 Contre les verrues : l'arbre de vie

Autrefois, il y avait des médecins qui *achetaient* les verrues des enfants. Au cours de la consultation, ils leur donnaient une piécette en disant : « Je t'achète ta verrue, la prochaine fois elle aura disparu. » Et de temps en temps c'était vrai. Mais la méthode n'était pas plus sûre que d'appliquer du mercurochrome (parce que c'est rouge) ou du sang de règles, ou de compter neuf étoiles pendant neuf jours, ou que toute autre méthode sortie de l'imagination. Autrement dit, pour les verrues : tout marche et rien ne marche. Bien sûr, il y a l'ablation (bistouri, acide nitrique, neige carbonique, pommade à la colchicine). C'est radical mais le terrain sous-jacent n'est en rien modifié et, bien souvent, les verrues récidivent.

L'homéopathie est moins spectaculaire mais plus efficace.

Rapidement les verrues ne sont plus gênantes (par exemple les verrues plantaires n'empêchent plus de marcher). Par contre elles mettent assez longtemps à tomber (un à six mois selon l'ancienneté), mais une fois tombées, elles ne reviennent pas.

Selon l'aspect

* verrue molle : THUYA
* aspect corné : ANTIMONIUM CRUDUM
* verrue plate et lisse : DULCAMARA
* en chou-fleur : STAPHYSAGRIA
* verrue jaunâtre : NITRICUM ACIDUM
* verrue rougeâtre ou brunâtre : THUYA
* déchiquetée, dentelée : THUYA
* très grosse : THUYA
* avec pédoncule : NITRICUM ACIDUM
* avec fissuration : NITRICUM ACIDUM.

Selon les concomitants

* verrue saignant facilement : CAUSTICUM
* avec douleurs piquantes (quand on presse dessus) : NITRICUM ACIDUM
* avec démangeaisons : NITRICUM ACIDUM
* avec douleurs spontanées : CAUSTICUM
* avec sensibilité au toucher : STAPHYSAGRIA
* avec mauvaise odeur : THUYA.

Selon la localisation

* aisselle : SEPIA
* anus : THUYA
* dos : NITRICUM ACIDUM
* face, paupières : CAUSTICUM
  lèvres : NITRICUM ACIDUM
  nez : CAUSTICUM
  menton : THUYA
* main, dos : RUTA
  paume : ANTIMONIUM CRUDUM
* ongles (sous et autour) : CAUSTICUM
* organes génitaux : SABINA
* plante des pieds : ANTIMONIUM CRUDUM
* poitrine : NITRICUM ACIDUM.

Le traitement local n'est pas indispensable mais peut aider :

* soit la pommade au THUYA
* soit le suc jaune de « l'herbe aux verrues », CHELIDONIUM MAJUS (toutes les personnes de la campagne vous l'indiqueront).

Nous attachons beaucoup d'importance au traitement des verrues qui constituent une sorte de baromètre de l'organisme. S'il se produit des verrues sur la peau, c'est qu'il y a des modifications intérieures à traiter.

En voici un exemple. Une dame me consulte un jour pour une névralgie faciale. Sa douleur dure depuis trois semaines; elle a commencé le lendemain d'une ablation de verrue. THUYA guérit rapidement le cas. Le rapport entre les deux affections est signé par leur enchaînement dans le temps, bien qu'il ne soit pas explicable sur le plan physiopathologique. THUYA est capable expérimentalement de provoquer des verrues et des névralgies faciales.

Les allopathes eux-mêmes reconnaissent à l'homéopathie des vertus curatives en matière de verrues : comme nous, il leur arrive de prescrire THUYA, l'*arbre de vie*, avec un certain succès. Nous avons plus de résultats qu'eux, car nous *individualisons* les cas, ne donnant THUYA que si la verrue correspond bien à ce remède et non systématiquement (si elle est un « cas de THUYA »).

THUYA est également un médicament d'écoulement urétral. Hahnemann en eut l'idée lorsqu'il fut consulté par un prêtre qui avait un tel écoulement. Il n'eut pas à formuler l'hypothèse d'une cause vénérienne bien gênante : il s'aperçut que l'ecclésiastique avait l'habitude de mâchonner les feuilles de l'arbre de vie à chaque fois qu'il se promenait dans son jardin.

74 Contre le zona : le bois-gentil

Voici une indication d'homéopathie que tout le monde devrait connaître. Avec elle le zona guérit toujours et *sans séquelle*. En effet, dans les cas où les autres traitements échouent, les personnes gardent des douleurs épouvantables, elles vivent un vrai calvaire : même l'acupuncture, pourtant efficace pour traiter les douleurs, arrive difficilement à calmer celles qui font suite au zona.

C'est dire l'intérêt du traitement homéopathique *au moment même de l'éruption.* Certes il y a une augmentation immédiate des douleurs, mais il vaut mieux souffrir pendant une à trois semaines pour ne jamais plus rien ressentir le reste de sa vie.

Éruption. Voici une recette qui réussit dans 80 % des cas. En cas d'échec après trois ou quatre jours de traitement, consulter un médecin homéopathe[1].

* dès que possible une dose d'ARSENICUM ALBUM 30 CH
* puis trois granules trois fois par jour pendant trois semaines des trois médicaments suivants :
  - RHUS TOXICODENDRON 9 CH
  - RANUNCULUS BULBOSUS 9 CH
  - MEZEREUM 9 CH.

Si vous en êtes déjà au stade des séquelles douloureuses, vous choisirez :

Selon les sensations douloureuses

* brûlure, améliorée par la chaleur : ARSENICUM ALBUM
  aggravée par la chaleur : MEZEREUM
* douleur violente : MEZEREUM
* douleurs en éclair le long du nerf lésé : KALMIA LATIFOLIA.

Selon les modalités des douleurs

Aggravation :

* par le bain : MEZEREUM
* par le toucher : MEZEREUM
* la nuit : MEZEREUM
* par la chaleur : MEZEREUM.

Amélioration :

* par la chaleur : ARSENICUM ALBUM.

MEZEREUM est un petit arbrisseau des montagnes qu'on appelle encore traditionnellement *bois-gentil* à cause de ses propriétés médicinales. On s'en servait comme vésicatoire (genre de révulsif provoquant des vésicules). Il n'y a donc rien d'étonnant que les homéopathes l'emploient dans le zona et ses suites.

1. Consulter de toute manière, en cas de zona de la région de l'œil.

État général

75 Poids : maigrir à la carte?

« Je viens pour que vous me fassiez maigrir de dix kilos. » Voilà un préambule qui laisse prévoir des discussions. Est-ce que le médecin homéopathe et la patiente vont trouver un terrain d'entente?

« Croyez-vous, madame, que l'on puisse maigrir à la carte? Pour 34 ans, 64 kilos et 164 centimètres, perdre 10 kilos serait reprendre votre poids de jeune fille. Pensez-vous que ce soit possible, alors que vous avez quinze ans de plus et trois enfants? Il faut voir les choses en face, et pas seulement en fonction de vos désirs; si j'arrive à vous faire perdre 4 ou 5 kilos, ce sera bien. Au-delà, vous risqueriez des troubles nerveux. Ne tombez pas dans l'état classique que l'on obtient avec les coupe-faim, diurétiques et hormones et qui peut se résumer par la formule : « Je maigris — Je m'aigris. »

Car le problème du poids est avant tout celui de l'*équilibre* L'embonpoint fait quelquefois écran à des problèmes intérieurs. Qu'il disparaisse et les problèmes surgissent plus aigus que jamais. Il faut alors choisir entre deux éventualités : le poids ou les nerfs. Maigrir, bien sûr, mais maigrir avec sérénité.

L'homéopathie peut répondre à un tel programme. Encore

faut-il s'entendre sur le qualificatif d'homéopathe. Certains médecins se sont fait une réputation d'homéopathe-qui-fait-maigrir. On se précipite chez eux les yeux fermés « puisque ça n'est pas dangereux ». Or il faut savoir que beaucoup prescrivent, sous des noms latins difficiles à percer, des médicaments que l'on ne va plus chercher chez un médecin classique : coupe-faim, diurétiques, hormones, tranquillisants. Ils ajoutent quelques médicaments en « CH » qui sont là pour tâcher de justifier l'appellation « homéopathie ». Les pouvoirs publics sont au courant de cette pratique qu'ils ne peuvent empêcher car elle n'est pas franchement illégale. Renseignez-vous auprès de votre pharmacien pour ne pas tomber dans le panneau [1].

Quel est alors l'avis d'un homéopathe sincère qui veut faire triompher le bon sens et la loi de similitude?

1 *Que le désir de maigrir est une question de mode.* En d'autres temps, un corps bien en chair était prisé. En d'autres lieux, il l'est encore. Modigliani et Buffet sont de très grands peintres, mais Rubens et Renoir n'étaient pas mauvais non plus.

2 *Qu'en cherchant à maigrir à tout prix on met souvent la charrue avant les bœufs :* ce n'est pas l'embonpoint qui vous met mal dans votre peau; c'est parce que vous n'êtes pas très à l'aise que votre corps a tendance à l'expansion. Votre poids grimpe le plus souvent pour vous permettre de maintenir un certain équilibre psychosomatique. Ce qui, brutalement, veut dire : pour perdre votre cellulite et votre graisse superflues, perdez vos complexes, réalisez-vous. Ne faites pas de votre poids une affaire d'état, et la décrue s'amorcera.

3 *Vous serez alors dans de bonnes dispositions pour faire un traitement homéopathique.* Il permet de :

* favoriser les éliminations, pour cela prenez : le mélange
  SULFUR 7 CH, une dose ampoule
  SAPONARIA 1 X, dix gouttes
  FUMARIA 1 X, dix gouttes
  Alcool à 90, 10 g.
  Eau distillée, Q.S.P. 250
  une cuillerée à café tous les matins, après avoir agité le flacon énergiquement avant chaque usage. Éviter de le prendre sans avis médical si vous êtes sujet à des allergies cutanées

1. Les journaux commencent à mettre en garde le public : voir *Le Monde* du 7 avril 1976.

* modérer votre appétit s'il est trop fort à l'aide de :
  ANTIMONIUM CRUDUM 9 CH, trois granules avant les repas
* combattre la cellulite avec la formule :
  PULSATILLA 9 CH
  BADIAGA 9 CH } a.a. Q.S.P. 60 ml
  BOVISTA 9 CH
  dix gouttes deux fois par jour
* combattre la constipation en vous aidant de la rubrique 31
* équilibrer votre système nerveux en prenant chaque semaine une dose de votre médicament de fond que seul le médecin homéopathe pourra déterminer. Vous pouvez commencer sans cette dose pour vous faire une idée du traitement, mais un jour ou l'autre il faudra l'inclure dans le traitement, *si vous voulez que change votre poids d'équilibre.*

4 *Vous n'êtes pas pour autant dispensé du régime.* C'est une question de bilan comme dans une entreprise : il faut ici (au moins dans un premier temps) que le passif soit supérieur à l'actif. Sauf pour les grandes obésités, il est inutile de peser ce que vous mangez. En effet, le fait d'y penser, de calculer vos calories, de tenter à tout prix de ne pas dépasser le chiffre permis, représente, en lui-même, un risque de découragement et d'échec. Mangez à votre faim, sans sauter de repas, en tenant compte des principes suivants :
* Ce qu'il y a de plus mauvais pour le poids ce sont les hydrates de carbone (pâtes-pain-riz-pommes de terre-farine-sucreries); supprimez les trois quarts de ce que vous en consommez habituellement. Ils sont bien digérés et stockés sous forme de graisse. Ils donnent faim, plus vous en mangez plus vous ouvrez votre appétit : c'est l'escalade. Méfiez-vous des rentrées clandestines de calories : déshabituez-vous de sucrer votre café[1], supprimez les boissons sucrées (même les boissons amères contiennent du sucre).
* Les graisses bien sûr ne sont pas recommandées mais elles sont mal dégradées et mal assimilées par le tube digestif. Elles sont moins dangereuses pour le poids que vous ne l'imaginez.
* Mangez des protéines à volonté (si vous n'avez pas de régime

1. Un morceau de sucre contient autant de sucre que la quantité qui circule dans votre sang. Comme celle-ci ne peut être doublée, le sucre que vous consommez en excédent est transformé en graisse.

pour le cœur, les artères ou les reins) : viande, poisson, laitages, fromage.

* Mangez des légumes et de la salade à volonté, un fruit par repas.
* Si vous avez des fringales, calmez-les avec des aliments peu riches en calories : un yaourt sans sucre, un petit morceau de fromage sans pain, un fruit : il y en a toujours moins que dans un sandwich ou un gâteau.
* Offrez-vous de loin en loin un bon repas, le régime ne doit pas être une obsession.

5 *Et les traitements locaux ?*

Les massages, l'ionisation, l'application de crèmes à base de lierre sont des compléments qui peuvent vous encourager dans les débuts. Souvenez-vous que c'est votre poids d'équilibre qu'il faut modifier par un traitement interne.

Quels résultats attendre de ce programme ?

Ils ne sont jamais spectaculaires, mais appréciables à la longue si vous avez de la volonté. Et surtout : lorsque vous aurez réussi à modifier votre poids d'équilibre, ils se maintiendront.

SULFUR, le *soufre*, est le roi des médicaments éliminateurs. C'est l'un de nos plus grands remèdes. Il traite, avant tout, la peau et les muqueuses (eczéma, entérite, hémorroïdes, etc.) pourvu que les symptômes soient aggravés par la chaleur et améliorés par le froid.

Il convient particulièrement au sujet jovial, pléthorique, amateur de graisses, ne supportant ni la station debout ni la chaleur.

76 Interventions chirurgicales : pour ou contre?

« Docteur, je viens vous voir parce que vous êtes contre les opérations. »

On croit nous faire plaisir par une telle déclaration. Il n'en est rien car nous laissons faire, nous imposons s'il le faut, toute opération susceptible de sauver une vie. Ceci ne nous empêche pas de préférer notre thérapeutique dans les cas où elle est possible. Avec une restriction : l'homéopathie n'a qu'un rôle palliatif, alors que l'opération est radicale. Par exemple, en cas de calculs de la vésicule biliaire ou de fibrome : vous ne souffrirez plus, vous n'aurez plus de symptômes, mais la formation restera présente. Il faut savoir s'en contenter dans les cas où la chirurgie, bien que spectaculaire, risque de laisser derrière elle une modification profonde du terrain, génératrice d'autres troubles.

Traitement systématique avant une opération[1]. Dans les huit jours qui précèdent et les huit jours qui suivent une opération, prendre une *dose* tous les matins à jeun, en changeant chaque fois :

* un jour, GELSEMIUM 12 CH
* le lendemain, ARNICA 12 CH
* le troisième jour : NUX VOMICA 12 CH
* et ainsi de suite pendant les deux semaines.

Si l'on n'a pas fait ce traitement et que des complications surviennent :

* ballonnement abdominal : RAPHANUS
* cicatrisation lente : STAPHYSAGRIA
* douleurs abdominales : STAPHYSAGRIA
* névrite (par exemple névralgie des moignons) : ALLIUM CEPA
* rétention urinaire : CAUSTICUM
* vomissements : PHOSPHORUS.

RAPHANUS a déjà fréquenté votre table : c'est le *radis noir*. Appliqué selon nos principes, c'est un médicament de ballonnement abdominal, spécialement de l'angle gauche du colon, c'est-à-dire de la partie du gros intestin qui se trouve sous le poumon gauche.

1. Ou une extraction dentaire.

77 Sports : le jasmin de Virginie avant une compétition

En aucun cas, le traitement homéopathique avant une compétition ne peut être considéré comme un dopage.
— *sur le plan légal*, il n'entre pas dans les listes nominatives de produits dopants;
— *sur le plan biologique*, il ne peut être considéré comme dangereux;
— *sur le plan moral*, il n'y a pas dopage puisqu'il ne permet pas à un sportif de dépasser ses limites individuelles. Il lui donne seulement la possibilité de les utiliser au mieux en évitant appréhension et fatigue.

* pour éviter l'appréhension : GELSEMIUM, trois granules une demi-heure avant l'épreuve
* fatigue : ARNICA, trois granules en cours d'épreuve au moment où elle commence à se manifester
* manque de forme par excès d'entraînement : RHUS TOXICODENDRON, trois granules trois fois par jour
* accidents sportifs : voir la rubrique n° 100.

Les homéopathes soignent le trac (du sportif et d'autres), la grippe, la migraine avec le même médicament : GELSEMIUM SEMPERVIRENS, le *jasmin de Virginie*. La raison en est que ces divers troubles ont le même mode réactionnel. On y rencontre les mêmes symptômes personnels au malade : tête lourde, paupières tombantes, engourdissement intellectuel, tremblement, jambes faibles, diarrhée.

78 Pour la préparation aux examens : le phosphate de potassium

Le trac est à la fois une projection dans l'avenir (on voudrait « y être » et savoir) et un manque de confiance en soi (« et si j'arrive en retard... », « et si je ne me souviens plus de rien... », « et si... »).

Il peut se produire dans de multiples circonstances. Nous prenons ici pour type le trac aux examens, mais vous pouvez utiliser le même traitement dans les autres cas.

Si vous avez le trac d'anticipation

* avec fébrilité, accélération des gestes : ARGENTUM NITRICUM
* avec alourdissement, ralentissement des gestes : GELSEMIUM.

Vous pouvez prendre ce médicament pendant les huit jours qui précèdent l'examen, trois fois par jour, et le répéter pendant les épreuves si nécessaire.

Pour utiliser au mieux vos facultés intellectuelles

* et éviter la copie blanche par défaut de présence d'esprit alors que vous connaissez le sujet : AETHUSA CYNAPIUM
* et éviter le trou de mémoire : KALIUM PHOSPHORICUM.

Si vous vous jugez mal

* vous pensez toujours avoir fait une mauvaise copie, alors que les résultats sont bons : SILICEA.

KALIUM PHOSPHORICUM, le *phosphate de potasse*, est une bonne forme de phosphore avant les examens. Il n'y a pas besoin de le prendre à dose pondérale pour obtenir un effet. C'est encore un remède de fatigue ou de dépression nerveuse, et de faiblesse sexuelle.

79 L'homéopathie en voyage

L'homéopathie sait s'adapter au monde moderne. Elle a des remèdes pour toutes sortes d'événements, pour les voyages actuels par exemple.

Il faut d'abord reconnaître que nous allons trop vite et trop loin. Nous sommes alors des transplantés temporaires et notre organisme en subit les conséquences.

Préparation du voyage

* vaccinations : voir la rubrique n° 83.
* peur du voyage (spécialement en avion et en voiture) : ARGENTUM NITRICUM.

Pendant le trajet

Quels que soient les symptômes (nausées, vomissements, vertiges, sensation de vide, faiblesse), on choisira un des médicaments suivants d'après les modalités, en prenant trois granules à chaque fois que les symptômes réapparaissent :

Aggravation :

* en mangeant : COCCULUS
* au grand air : COCCULUS
* en bougeant les yeux : COCCULUS
* avec sueurs froides : PETROLEUM.

Amélioration :

* en mangeant : PETROLEUM
* au grand air : TABACUM.

Pendant le séjour

Les divers maux seront traités à l'aide des rubriques habituelles ; voici surtout pour les intolérances au *climat*.

* mer : NATRUM MURIATICUM
* altitude : COCA
* pays chaud : ANTIMONIUM CRUDUM
* région humide : DULCAMARA.

Si vous suivez un traitement homéopathique pendant un voyage, emportez ce livre. Non seulement pour ses conseils, mais pour passer la douane sans aventure! Un de mes clients a vu la poudre blanche d'une de ses doses homéopathiques être analysée par les douaniers qui croyaient avoir découvert un trafic de drogue. C'était bien du « H », mais « H »... pour « Homéopathie »!

TABACUM a un nom latin facile à percer. Pour savoir les symptômes qu'il guérit, il suffit de se souvenir de sa première cigarette : pâleur et froideur du visage, avec nausées impossibles et vertiges améliorés au grand air. TABACUM agira quelle que soit la cause : première cigarette, mal des transports ou autre.

Le tabagisme chronique est un autre problème. Voir la rubrique suivante.

80 En cas d'abus de tabac ou de boisson : l'isothérapie

Cela ne sert à rien de faire peur aux grands fumeurs, sinon à aggraver leur tendance. Il leur faut une petite dilution homéopathique et une grande dose de volonté. Voici mon meilleur truc.

* faites préparer un ISOTHÉRAPIQUE 9 CH à partir de votre propre cigarette. Remettez une cigarette de votre marque habituelle à votre pharmacien [1]. C'est beaucoup plus efficace que TABACUM dont nous venons de parler et qui ne comporte pas de dilution de papier à cigarette ni des adjuvants du tabac. Vous en prendrez trois granules à chaque fois que vous aurez envie de fumer. Au début, si l'envie persiste, ne vous gênez pas : fumez quand même, attendez la réaction naturelle. Il arrivera un moment où la cigarette n'aura plus de goût et vous cesserez sans peine.

1. Ou un cigare, du tabac pour la pipe, du tabac plus le papier à rouler.

Il y a aussi des gens qui boivent. Leur entourage doit comprendre que l'alcool est pour eux un médicament (en même temps qu'un poison). Il nous faut les aider avec un traitement procédant du même esprit que précédemment.

> * à chaque envie de boire, prendre trois granules d'ISOTHÉRAPIQUE 9 CH. Celui-ci sera préparé à partir de la boisson habituelle, dans sa marque la plus fréquemment consommée.

L'isothérapique est une préparation spéciale de l'homéopathie à partir de la substance considérée comme toxique pour le malade. Ce peut être un produit ménager, les poils de votre animal favori, une plante de votre jardin, etc. L'isothérapique est rarement prescrit isolé; il vaut mieux le renforcer à l'aide du traitement de fond.

81 Les problèmes sexuels : abordez-les franchement

On ne parle de ses problèmes sexuels avec le médecin que lorsqu'ils deviennent majeurs et angoissants. Pourquoi (si vous en avez) ne pas les aborder avant ce stade?

Comme tout médecin, l'homéopathe peut vous aider dans ce domaine. En outre vos symptômes sexuels, qui font partie de votre personnalité, l'éclairent sur les médicaments appropriés à votre cas.

La liste des symptômes qui va venir ne comporte aucun terme tel que frigidité ou impuissance (car ces affections n'existent pas), homosexualité ou masturbation (car il faudrait encore prouver que ces activités sont pathologiques).

Tout est dans la façon dont on vit ses troubles, c'est à ce niveau qu'il faut agir.

Aversion pour les rapports sexuels

* GRAPHITES.

Désir

* absent : ONOSMODIUM
* excessif : PLATINA
* réprimé (mauvais effets de l'abstinence) : CONIUM.

Douleurs

* crampes avant l'éjaculation : CAUSTICUM
* vagin sec : LYCOPODIUM.

Éjaculation

* précoce (dès le début des rapports) : SELENIUM
* spontanée (par les idées sexuelles) : CONIUM
* spontanée (la nuit) : PICRICUM ACIDUM
* sans érection : CALADIUM.

Érection

* impossible malgré les désirs : CALADIUM
* impossible malgré l'imagination érotique : SELENIUM
* cesse dès qu'on tente le rapport : ARGENTUM NITRICUM
* érection douloureuse en dormant : CANTHARIS.

Excès sexuels

* pour tous les troubles consécutifs à des excès sexuels : SELENIUM.

Fatigue après les rapports

* LYCOPODIUM.

Peur des rapports

* PULSATILLA.

Plaisir

* absent : CALADIUM
* retardé, on n'arrive pas à conclure : KALIUM PHOSPHORICUM.

PLATINA, le *platine*, est le remède des désirs excessifs. On ne peut pas manquer son diagnostic. Il convient aux personnes de tempérament altier, ressentant une excitation sexuelle permanente difficile à satisfaire, aimant les mises vestimentaires que l'on remarque.

C'est aussi un médicament de constipation, de névralgie faciale et de douleurs ovariennes.

82 Vous êtes fatigué : allez-vous prendre un fortifiant?

La fatigue n'est pas un diagnostic, à peine un symptôme, plutôt un état. En tout cas celui qui la ressent, même s'il veut connaître son origine, désire avant tout s'en débarrasser rapidement. Quoi de plus logique dans ce but que de prendre un « fortifiant »?

Pour l'homéopathe, le fortifiant n'est que le charbon incandescent d'une forge : s'il manque on en remet. Encore faut-il ne pas oublier de ranimer la flamme à l'aide du soufflet homéopathique.

Pour les causes bénignes, seules prises en considération ici, il suffira de consulter la liste suivante.

* après un accouchement : SEPIA
* après une maladie infectieuse : PULSATILLA
* après une mauvaise nouvelle : GELSEMIUM
* après une perte de liquide vital (après diarrhée, règles abondantes, sueurs profuses, vomissements) : CHINA
* par fatigue psychique : KALIUM PHOSPHORICUM
* après veilles ou insomnies prolongées : COCCULUS
* avec maigreur tout en mangeant copieusement : IODUM.

Parmi les remèdes ci-dessus, IODUM, l'*Iode* n'est peut-être pas le plus caractéristique, mais il a une indication tout à fait particulière : le sujet qui maigrit tout en mangeant bien. Cela se voit par exemple dans un trouble que vous ne pourrez soigner sans surveillance médicale : la maladie de Basedow. J'invite par contre mes confrères à l'essayer dans les cas où il n'y a pas de complication urgente.

Il convient particulièrement aux sujets présentant un excès de chaleur vitale et une agitation incessante, facilement enrhumés avec des ganglions.

83 Dans les suites de vaccinations : la silice

On nous jette souvent à la figure, comme un reproche ou une louange, selon les clans :

« Les homéopathes sont contre les vaccinations. »

Nous ne sommes pas systématiquement contre. Nous reconnaissons qu'elles ont contribué à rayer de la carte sanitaire un grand nombre de maladies. Cependant, tout en leur accordant certaines vertus, nous pensons qu'elles ne font que déplacer le problème, certes dans un sens intéressant pour l'humanité. La quantité globale de gens malades n'a pas varié depuis leur mise au point. On ne rencontre plus qu'exceptionnellement ces effroyables maladies que sont la tuberculose, la poliomyélite, la diphtérie, le tétanos, la rage humaine. Par contre de nombreuses personnes ne sont jamais bien depuis une vaccination.

Sauf cas rarissimes, particulièrement douloureux, les vaccins ne donnent pas d'accidents majeurs. Mais c'est à chaque fois un petit coup de griffe à l'état général, spécialement après les vaccins par scarification et parmi eux, principalement ceux qui n'ont pas pris. La réaction à la peau est un effort de cloisonnement de l'organisme vis-à-vis de l'agent pathogène atténué qui est introduit par effraction : un vaccin qui ne prend pas correspond à un virus ou un microbe qui circule librement dans l'organisme.

On ne peut résoudre le problème des vaccinations qu'après une démarche dialectique où l'on choisira entre l'individu et la société. La vaccination prémunit la société en déplaçant le problème des maladies chez l'individu. Au lieu que certains aient des maladies graves et que d'autres en soient indemnes, tout le monde porte en soi une minime modification de terrain.

Il n'y a d'ailleurs pas besoin que 100 p. 100 des individus soient vaccinés, ce qui permet à une minorité contestataire d'échapper à l'obligation : on n'attrape pas une maladie qui ne circule pas.

En résumé, les vaccinations ont des inconvénients que les homéopathes connaissent bien, mais ceux-ci ont des antidotes pour les combattre. Ils sont toutefois assez larges en contre-indications, tout en admettant la vaccination antipoliomyélitique, vu les ravages que ferait cette maladie si on la laissait survenir. Pour les autres vaccins obligatoires (B.C.G., variole, diphtérie, tétanos), les indications varient selon chaque cas particulier. Les vaccinations contre la rougeole, la coqueluche ont plus d'inconvénients que d'avantages, alors que ces deux maladies sont bien soignées par l'homéopathie. Pour la vaccination antigrippale, se reporter à la rubrique nº 15. Les vaccinations en vue d'un voyage (en particulier fièvre jaune et typhoïde) sont recommandées si l'on se rend dans des régions infestées.

Préventivement

* on prendra, pour éviter les complications des vaccins, une dose de THUYA 30 CH : le soir de la vaccination s'il s'est agi d'une injection, après l'établissement de la réaction locale pour les vaccins par scarification (B.C.G., variole).

Curativement, si les complications sont déjà là:

* abcès : SILICEA
* amaigrissement : SILICEA
* asthme : ANTIMONIUM TARTARICUM
* convulsions : SILICEA
* diarrhée : THUYA
* état général (on n'est jamais bien depuis une vaccination)
    si elle est récente : THUYA
    si elle est ancienne : SILICEA
* fièvre : ACONIT
* ganglions : SILICEA
* otites à répétition : SILICEA
* réactions locales au vaccin :
    enflure : APIS
    rougeur : BELLADONA
    pustule : THUYA
    suppuration aiguë : MERCURIUS SOLUBILIS
    suppuration chronique : SILICEA
    croûtes : MEZEREUM
* rhino-pharyngite à répétition : SILICEA.

Le médicament fondamental des complications vaccinales est donc SILICEA, la *silice* pure que l'on extrait du cristal de roche. Normalement, ce corps n'a pas d'action sur l'organisme; dilué selon la méthode d'Hahnemann, il acquiert des vertus thérapeutiques.

C'est un médicament particulièrement indiqué chez l'enfant rachitique et déminéralisé, l'adulte maigre qui a des difficultés pour réaliser son travail intellectuel. C'est un médicament de suppuration chronique ou à répétition, d'inflammation ganglionnaire, de transpiration nauséabonde, de constipation.

Nerfs

Qu'est-ce qu'un « nerveux »?

Les mots, c'est bien établi, ont des significations mouvantes en fonction des époques, des sociétés, des individus qui les emploient. Le qualificatif « nerveux » est particulièrement caractéristique à ce titre.

Celui qui n'a pas de trouble des nerfs estime qu'ils *n'existent pas*, ou qu'ils sont le produit de la pure imagination. C'est faux : si on les imagine, c'est déjà un début de maladie.

Pour la plupart des gens, être nerveux, c'est être *anxieux*, « mal dans sa peau », un rien soupe au lait, précipité, avec des idées parfois moroses.

Un degré de plus et c'est l'*agitation :* on ne tient pas en place, tout doit céder, tout peut arriver.

Enfin, pour certains, « nerfs » et *folie* sont synonymes. Ils en ont peur. Ils la croient sur leur épaule. Ils se vexent si on leur demande : « Êtes-vous nerveux ? »

Pour des raisons techniques précises (de choix du traitement), nous avons besoin de poser la question. Pour nous, un nerveux est quelqu'un de soumis à des tensions intérieures. Nous pouvons les lever si nous les découvrons. Médecine de la personne, l'homéopathie est un humanisme.

84 Contre l'anxiété : le nitrate d'argent

Le sentiment éprouvé est qu'un incident fâcheux va arriver incessamment. Tous les sens sont en état d'alerte, bridés par une impression d'impuissance devant l'adversité.

Si ce tableau est purement psychique, on l'appelle anxiété. Si le corps participe (palpitations, douleurs musculaires, oppression, ...), le terme exact est angoisse.

Dans le langage courant, on emploie souvent l'un pour l'autre. L'essentiel, en fait, est de soulager cette sensation très pénible. Si cela se renouvelle trop souvent, seul un traitement de fond peut vous aider.

Dans certains cas difficiles, la psychothérapie est utile, conjointement au traitement homéopathique, pour faire surgir le problème réel dans le champ de la conscience.

Selon la cause

* anticipation (appréhension d'un événement) : ARGENTUM NITRICUM
* chaleur (quand on a trop chaud) : PULSATILLA
* contrariété, chagrin : IGNATIA
* fièvre : ACONIT
* mauvaise nouvelle : GELSEMIUM
* peur : ACONIT.

Selon les modalités

Aggravation :

* le soir (à la tombée de la nuit) : PHOSPHORUS
* la nuit : ARSENICUM ALBUM
* quand on est seul : ARSENICUM ALBUM
* en descendant les escaliers : BORAX

Amélioration

* en mangeant : ANACARDIUM.

Selon les sensations

- anxiété très aiguë avec sensation de mort imminente : ACONIT
- avec sentiment d'autoaccusation : AURUM METALLICUM
- anxiété ressentie à l'estomac : KALIUM CARBONICUM
- sensation de malaise imminent : MOSCHUS
- avec oppression de la poitrine, impossibilité de respirer : IGNATIA.

Selon les conséquences de l'anxiété

- agitation incessante : ARSENICUM ALBUM
- bégaiement : STRAMONIUM
- boule à la gorge : IGNATIA
- claustrophobie : ARGENTUM NITRICUM
- déséquilibre à la marche : ARGENTUM NITRICUM
- gorge irritée : ARGENTUM NITRICUM
- palpitations : ACONIT
- peurs diverses :
  - des animaux : BELLADONA
  - de l'avenir : CALCAREA CARBONICA
  - de devenir fou : ACTEA RACEMOSA
  - de l'eau : STRAMONIUM
  - de la foule : ACONIT
  - de la maladie : PHOSPHORUS
  - de la mort : ACONIT
  - du noir : STRAMONIUM
  - de l'orage : PHOSPHORUS
  - dans un tunnel : STRAMONIUM
  - des voleurs : NATRUM MURIATICUM
- précipitation (tout doit être fini avant d'avoir commencé) : ARGENTUM NITRICUM
- sueurs froides : VERATRUM ALBUM
- tics : AGARICUS
- tremblements : GELSEMIUM
- vertige des hauteurs : ARGENTUM NITRICUM.

ARGENTUM NITRICUM, le *nitrate d'argent*, était connu des alchimistes sous le nom de « pierre infernale ». Pour les homéopathes, il n'y a pas de mystère. ARGENTUM NITRICUM peut provoquer chez l'homme sain, donc guérir en clinique : pharyngite, aérophagie, ulcère d'estomac, diarrhée, conjonctivite, laryngite, etc.

Spécialement adapté à l'individu toujours pressé, se sentant mal à l'aise s'il est enfermé, ayant peur d'être en retard à ses rendez-vous, ARGENTUM NITRICUM est le premier médicament de la vie moderne.

85 Contre la dépression nerveuse : la fève de saint Ignace

Un ressort s'est cassé. Avant, ce n'était peut-être pas l'état de santé idéal, mais vous pouviez vaquer à vos affaires. Les efforts étaient encore possibles. Depuis quelque temps, c'est le trou noir. Votre esprit est comme brisé et vous ne voyez plus la possibilité de vous en sortir seul.

Si le tableau est intense, il se peut que l'allopathie soit indispensable, dans un premier temps, pour parer au plus pressé. Puis viendra un stade où vous n'en finirez pas d'en sortir. Il vous faudra alors songer à l'homéopathie pour guérir la queue de la dépression.

Si c'est moins sérieux, consultez d'emblée un homéopathe et vivez de façon aussi hygiénique que possible :
— ne restez pas chez vous à ruminer, faites tout pour assurer votre travail et voir du monde;
— intéressez-vous à ce qui se passe autour de vous;
— puisque votre esprit ne va pas, oubliez-le et occupez-vous de votre corps; *faites de la gymnastique* (au début ce sera un effort, puis viendra un temps où elle vous sera indispensable);
— ne jugez pas le traitement quand vous êtes dans un creux de vague; les idées noires donneraient à votre appréciation un aspect péjoratif injustifié; vous risqueriez d'abandonner le traitement au moment où il commence à agir.

Si vous en êtes au stade *avant* la dépression, juste avant que le ressort ne casse, vous pouvez vous soigner seul grâce à ce qui suit.

Vous avez *mauvais moral* et vous prenez :

Selon la cause

* après un accouchement : SEPIA
* un amour déçu : NATRUM MURIATICUM

* contrariété, chagrin, deuil : IGNATIA
* ennuis professionnels : LYCOPODIUM
* pendant les règles : SEPIA
* après surmenage intellectuel : KALIUM PHOSPHORICUM.

Selon les modalités

Aggravation :

* par la consolation : NATRUM MURIATICUM
* dans le noir : PHOSPHORUS
* par la musique : NATRUM SULFURICUM.

Amélioration :

* en mangeant : ANACARDIUM
* en compagnie : ARSENICUM ALBUM.

Selon les sensations

* anxiété et dépression en même temps : ARSENICUM ALBUM
* dégoût de vivre : AURUM METALLICUM
* indifférence à tout : PHOSPHORICUM ACIDUM
* pessimisme (« à quoi bon se soigner ? ») : ARSENICUM ALBUM.

Selon les concomitants

* amaigrissement : NATRUM MURIATICUM
* excitation alternant avec la dépression : HYOSCIAMUS
* frilosité : SILICEA
* lenteur intellectuelle : KALIUM PHOSPHORICUM
* perte de mémoire : KALIUM PHOSPHORICUM
* rumination des problèmes : NATRUM MURIATICUM
* soif : NATRUM MURIATICUM.

IGNATIA, la *fève de saint Ignace*, est la graine d'une plante grimpante s'élevant jusqu'au sommet des grands arbres des Philippines. Elle fut ramenée en Europe par les jésuites qui lui donnèrent le nom du fondateur de leur ordre.

Proche parente de la noix vomique, elle contient comme elle de la strychnine. On l'employait en petite dose comme tonique du tube digestif.

En quantité infinitésimale, elle combat les idées noires, l'hyperémotivité, la sensation de « boule dans la gorge », les bâillements nerveux, les spasmes.

86 Contre l'irritabilité : la noix vomique

La dépression, c'est le creux de la vague. Certains semblent, par contre, vivre toujours au sommet de la suivante, et veulent d'ailleurs y entraîner les autres à coups d'irritabilité, colère, impulsions diverses. Voici de quoi les calmer.

* agitation : ARSENICUM ALBUM
* arrogance : NUX VOMICA
* autoritarisme : NUX VOMICA
* casse tout (arrache par exemple le bouton de chemise qui ne se défait pas facilement) : NUX VOMICA
* colères
  - colères soudaines : NUX VOMICA
  - colères froides : LYCOPODIUM
  - troubles divers suite de colère : COLOCYNTHIS
* contradiction (tendance à la) : IGNATIA
* grossier : NITRICUM ACIDUM
* hyperactif : NUX VOMICA
* impatient : NUX VOMICA
* impudique : HYOSCIAMUS
* impulsif : NUX VOMICA
* injurieux : NUX VOMICA
* irascible : NUX VOMICA
* jaloux : LACHESIS
* loquace : LACHESIS
* misanthrope : LYCOPODIUM
* querelleur : TARENTULA HISPANICA
* sensible aux bruits, à la lumière, aux odeurs : NUX VOMICA
* sursaute facilement : KALIUM CARBONICUM
* susceptible : STAPHYSAGRIA
* têtu : NUX VOMICA
* touché (n'aime pas être touché) : CHAMOMILLA
* violent : NUX VOMICA

Si votre P.-D.G. est autoritaire, hyperactif, impatient... S'il a une âme de despote qui force les obstacles...

S'il vous réveille en pleine nuit pour vous demander votre avis sur une idée qu'il vient d'avoir...

S'il vous oblige à travailler le dimanche sous prétexte qu'il en donne l'exemple...

... c'est un NUX VOMICA.

Si votre mari (ou votre femme) est un tyran domestique à quoi tout et tous doivent céder...

S'il a toujours à la bouche un reproche qui explose en colère...

S'il sait faire de ses défauts un tremplin pour sa réussite... c'est un NUX VOMICA.

Un nom latin comme NUX VOMICA n'est pas seulement, pour l'homéopathe, la graine d'un arbre asiatique, le *vomiquier*, utile pour combattre l'embarras gastrique, la constipation, les hémorroïdes, l'insuffisance hépatique, les débuts de rhume, les crampes, les rhumatismes.

C'est, avant tout, un personnage de chair : M. (ou Mme) NUX VOMICA. Dans notre cabinet défile une véritable galerie des portraits qui nous donne une bonne leçon d'humilité et d'altruisme.

87 Contre l'insomnie : le café

« Si je dormais, tout irait mieux. » Cette pensée, la plus commune d'un insomniaque, est erronée et doit être prise à contre-pied : quand tout va bien on dort d'un sommeil naturel et réparateur. D'où l'intérêt, pour arriver à ce but, d'un traitement de fond. Ce qui suit n'est valable que pour les insomnies occasionnelles.

En cas d'insomnie prolongée : consulter.

Insomnie

- * abondance d'idées (par) : COFFEA
- * agitation anxieuse (par) : ARSENICUM ALBUM
- * alcool (après excès d') : NUX VOMICA
- * appréhension de ne pas dormir (par) : GELSEMIUM
- * café (après avoir bu du) : COFFEA
- * contrariété (après) : IGNATIA
- * crampes (à cause des) : NUX VOMICA

* excitation, bonne nouvelle (par) : COFFEA
* intolérance au moindre bruit (avec) : THERIDION
* jambes agacées (par) : ZINCUM
* mauvaises nouvelles (par) : GELSEMIUM
* montagne (à la) : COCA
* névralgie (par une) : COFFEA
* noir (dans le), on doit garder une lampe allumée : STRAMONIUM
* perte de liquides vitaux (après), vomissements, diarrhée, sueurs profuses, etc. : CHINA
* peur (après) : ACONIT
* pieds brûlants (avec), on doit les sortir du lit : SULFUR
* règles (pendant les) : ACTEA RACEMOSA
* sommeil (insomnie malgré l'envie de dormir) : BELLADONA
* surmenage mental (par le) : KALIUM PHOSPHORICUM
* surmenage physique (par le) : RHUS TOXICODENDRON
* surmenage du tube digestif (par le), bon repas : NUX VOMICA
* veille (suite de) : COCCULUS
* vers intestinaux (à cause des) : CINA
* vision effrayante (avec), dès qu'on ferme les yeux : BELLADONA.

Symptômes pendant le sommeil

* bouche ouverte : OPIUM
* chante (on) : CROCUS
* cris : APIS
* énurésie (pipi au lit) : voir la rubrique n° 96.
* grincement de dents : BELLADONA
* mâchonnement : BRYONIA
* nez bouché : SAMBUCUS
* parle (on) : BELLADONA
* pleure (on) : CHAMOMILLA
* prurit anal : COFFEA
* rit (on) : LYCOPODIUM
* ronfle (on) : OPIUM
* somnambulisme : KALIUM BROMATUM
* suffoque (on), en s'endormant : GRINDELIA
  pendant le sommeil : LACHESIS
* sursaute (on), en s'endormant : BELLADONA
  pendant le sommeil : HYOSCIAMUS
* terreurs nocturnes : STRAMONIUM
* transpire (on) : CHAMOMILLA
* yeux demi ouverts : LYCOPODIUM.

Somnolence

* la journée : OPIUM
* après les repas : dormez si vous pouvez, sinon prenez LYCOPODIUM.

Quand vous prenez du café après 17 heures, vous dormez mal la nuit suivante sauf si vous êtes « mithridatisé » par une consommation habituelle et importante. Vous avez le cerveau en marche, des palpitations, une envie de vous agiter. Vous admettrez donc qu'en le diluant selon la voie homéopathique, COFFEA (le *café*, en latin) fasse dormir.

Pour certains d'ailleurs, le mode de préparation importe peu. Il existe des gens à qui le café donne sommeil et qui en prennent une tasse pour mieux dormir : ils font de l'homéopathie sans le savoir. Et avec une dose forte : ce qui prouve que la loi de similitude a plus d'importance que la dilution infinitésimale.

88 Troubles de la mémoire : ne désinvestissez pas

La perte de mémoire, sauf lésion cérébrale, n'existe pas. Vous ne pouvez vous souvenir que des faits que vous avez enregistrés.

Vous assistez, par exemple, à un accident effroyable. Même si vous êtes âgé, vous allez vous en souvenir pour le reste de votre vie, même si cela n'a duré que quelques secondes : les faits vous ont *impressionné*, ils ont marqué votre existence.

A l'opposé, vous pouvez dire adieu aux faits mineurs au moment même où ils se produisent.

Si vous ne vous souvenez plus de faits que vous auriez voulu retenir, c'est que vous ne vous y êtes pas assez intéressé. Entraînez-vous à prendre conscience de vos actions, de celles des autres. A vous passionner pour vos lectures, pour tout ce qui vit autour de vous. NE DÉSINVESTISSEZ PAS, VOUS GARDEREZ VOTRE MÉMOIRE INTACTE. La retraite se prépare quand on en est encore loin, en s'habituant à conserver son capital de curiosité, d'étonnement, d'enthousiasme.

Selon la cause

* chez les personnes âgées : BARYTA CARBONICA
* chez un enfant retardé intellectuellement : BARYTA CARBONICA
* par lenteur à comprendre : CONIUM
* par surmenage cérébral : KALIUM PHOSPHORICUM
* avec apathie : PHOSPHORICUM ACIDUM.

Selon ce qu'on oublie

* événements récents : SULFUR
* fil de la pensée : CALADIUM
* gestes qu'on doit faire : CALADIUM
* mots, phrases, lettres que l'on confond : LYCOPODIUM
* noms : ANACARDIUM
* rues des quartiers que l'on connaît bien : BARYTA CARBONICA.

BARYTA CARBONICA, le *carbonate de baryte*, est un médicament des âges extrêmes de la vie. Il aide les nourrissons et les enfants qui ont du mal à se développer psychiquement, ainsi que les personnes d'un certain âge qui, perdant de l'intérêt pour ce qui les environne, ont des troubles de mémoire.

BARYTA CARBONICA est également un remède d'amygdalite et d'hypertension artérielle.

89 Contre les névralgies : le phosphate de magnésie

Douleur vive le long du trajet d'un nerf, la névralgie n'est pas un diagnostic précis; on consultera donc si le traitement ci-dessous n'agit pas rapidement.

Selon la cause

* coup de froid sec : ACONIT
* traumatisme d'un nerf : HYPERICUM
* zona : voir la rubrique nº 74.

Selon les modalités

Aggravation :

* par les courants d'air : CHINA
* la nuit : MEZEREUM
* par le temps orageux : RHODODENDRON.

Amélioration :

* quand on se plie en deux (ou que le membre atteint est plié) : MAGNESIA PHOSPHORICA
* par la chaleur : MAGNESIA PHOSPHORICA
* par la pression forte sur la zone douloureuse : MAGNESIA PHOSPHORICA.

Selon la localisation

* dents : voir la rubrique nº 19
* face : voir rubrique nº 3
* intercostale : RANUNCULUS BULBOSUS
* ongles (sous les) : BERBERIS
* sciatique : voir rubrique nº 58.

Selon la sensation

* douleur violente : MAGNESIA PHOSPHORICA
* survenue brusque : MAGNESIA PHOSPHORICA
* trajet fin, pas plus large qu'un fil : COFFEA
* douleur erratique : COLOCYNTHIS
* comme une secousse électrique : PHYTOLACCA
* sensation d'engourdissement : ACONIT
* en éclair : KALMIA LATIFOLIA
* besoin de remuer les jambes, sans véritables douleurs, maladie des « jambes sans repos » : ZINCUM.

On dit parfois que l'homéopathie « soigne par les plantes ». Il est vrai que la pharmacopée homéopathique doit beaucoup au règne végétal, mais les animaux et les corps simples minéraux sont également utilisés : il suffit qu'une expérimentation en ait été faite.

Témoin le *phosphate de magnésie*, MAGNESIA PHOSPHORICA, très utile pour les névralgies, les spasmes de toutes sortes et les crampes musculaires.

Pourquoi utilise-t-on la vieille terminologie latine en homéopathie?

Pourquoi MAGNESIA PHOSPHORICA et non phosphate de magnésie? L'homéopathie a été mise au point à une époque où les noms des médicaments étaient tous en latin, même dans la médecine officielle. Nous conservons les noms latins par tradition, mais surtout parce qu'ils facilitent la compréhension mutuelle dans les congrès internationaux.

Enfants

Les enfants doivent beaucoup à l'homéopathie, car ils sont souvent transformés par elle. Les raisons de préférer pour eux l'homéopathie sont multiples :
— pour le médecin, les médicaments sont faciles à diagnostiquer car les mères savent bien observer les réactions de leurs enfants ;
— pour les parents : les enfants prennent facilement les remèdes qui ont un léger goût sucré ;
— pour les enfants : leur organisme réagit rapidement aux préparations homéopathiques.

90 Le nourrisson : il n'y a pas d'âge pour commencer l'opium

Le dosage homéopathique est le même pour un nourrisson, un grand enfant ou un adulte car le médicament n'agit pas par sa masse mais par sa *présence*. Trois petits granules peuvent aisément se glisser dans le coin de la bouche d'un nouveau-né, il n'y a aucun risque qu'il s'étouffe (cf. l'histoire de la page 82).

Si l'on ne trouve pas ci-après ce que l'on cherche, ne pas hésiter à utiliser n'importe quelle rubrique du livre.

La tétée

* le nourrisson s'endort pendant la tétée : OPIUM
* transpire de la tête : CALCAREA CARBONICA
* éternue pendant l'allaitement : NUX VOMICA
* a le hoquet après la tétée : CUPRUM
* vomit le lait : AETHUSA CYNAPIUM
* a beaucoup de rots : ARGENTUM NITRICUM.

Le tube digestif du nourrisson

* dentition : douleur en mettant une dent : CHAMOMILLA
  fièvre en mettant une dent : ACONIT
* muguet dans la bouche : MERCURIUS CYANATUS
* douleurs du ventre quand les gaz sortent mal : CHINA
* prolapsus rectal : PODOPHYLLUM.

La peau du nourrisson

* croûte de lait : VIOLA TRICOLOR
* fesses rouges : MEDORRHINUM
* transpiration des pieds sentant mauvais : SILICEA.

OPIUM dans une ordonnance pour un nourrisson! L'homéopathe n'hésite pas, si le remède est indiqué par les symptômes, car l'extrême dilution met à l'abri de tout risque d'intoxication. D'ailleurs, OPIUM est en vente libre.

L'opium dilué sert encore pour combattre la constipation atonique, les « attaques » chez l'adulte, certains blocages de vessie.

91 Maladies infectieuses des enfants : laissez-les sortir...

« Faites sortir la rougeole. » Cette expression populaire ne doit pas faire sourire. Les éruptions des maladies infectieuses sont des éliminations à la peau de virus ou de toxines bactériennes. Plus elles se manifestent, plus on est à l'abri des lésions qui pourraient se produire dans les profondeurs de l'organisme. Elles constituent une *réaction* du petit malade dans sa lutte contre la maladie, il faut les respecter et même les favoriser.

L'homéopathe n'est pas d'accord avec la pratique de la vaccination contre la rougeole et la coqueluche, car il peut très aisément soigner ces maladies (même chez le nourrisson et l'enfant fragiles) sans risque de complication. Il n'y a donc pas lieu de bloquer préventivement leur sortie.

On ne trouvera pas la scarlatine évoquée ci-dessous. Il faut absolument consulter un médecin si elle se déclare.

Pour faire sortir une maladie qui n'arrive pas à se déclarer, trois granules trois fois par jour de l'un des médicaments suivants :

* chez un enfant habituellement en bonne santé : SULFUR
* chez un enfant habituellement sans force, qui réagit toujours mal : ZINCUM
* chez un enfant assommé par la fièvre : GELSEMIUM

Quand la maladie se déclare, passer au traitement ci-dessous.

Rougeole, trois granules trois fois par jour des trois médicaments suivants :

* SULFUR
* MORBILLINUM
* BELLADONA.

Rubéole, trois granules trois fois par jour des deux médicaments suivants :

* SULFUR
* PULSATILLA.

Varicelle, trois granules trois fois par jour des trois médicaments suivants :

* SULFUR
* ANTIMONIUM TARTARICUM
* RHUS TOXICODENDRON.

Oreillons, trois granules trois fois par jour des trois médicaments suivants :

* SULFUR
* MERCURIUS SOLUBILIS
* PULSATILLA.

Coqueluche, choisir, selon les symptômes, trois granules trois fois par jour d'un ou plusieurs des médicaments suivants[1] :

* buvant froid (quintes calmées en) : CUPRUM
* éructations pendant la quinte : SANGUINARIA
* éternuement pendant la quinte : SQUILLA
* étouffe avant la quinte : CORALLIUM RUBRUM
* glaires filantes pendant la quinte : IPECA
* larmoiement pendant la quinte : SQUILLA
* mucus épais incolore pendant la quinte : COCCUS CACTI
* nausées et langue propre pendant la quinte : IPECA
* saignement de nez pendant la quinte : DROSERA
* somnolence entre les quintes : ANTIMONIUM TARTARICUM
* toux rauque comme un chien qui aboie : SPONGIA
* visage pourpre pendant la quinte : CORALLIUM RUBRUM.

COCCUS CACTI est l'un des remèdes qui agissent vraiment bien dans la coqueluche. La substance de base est un insecte, la *cochenille*, sorte de pou de plante qui vit sur le nopal (un cactus du Mexique). La cochenille était utilisée autrefois par les teinturiers pour obtenir un beau rouge écarlate.

Les homéopathes s'en servent pour les toux quinteuses et les inflammations de vessie.

92 Les rhino-pharyngites : une maladie salutaire

Un enfant de moins de trois ans qui fait des rhino-pharyngites à répétition est en train de constituer sa *personnalité immunologique*. Il acquiert ainsi un capital d'anticorps qui l'aideront plus tard à lutter victorieusement contre les agressions infectieuses ou autres.

Il faut donc éviter d'entraver ce mécanisme par les antibiotiques, d'autant plus que beaucoup de ces rhino-pharyngites sont de nature allergique. Un traitement homéopathique suffit pour

1. En huit jours tout doit être terminé, sinon consulter.

aider l'enfant à s'adapter sans épisode aigu inquiétant. Le nez coulera malgré le traitement, mais sans fièvre : il ne faut rien faire.

Les végétations adénoïdes, qui sont l'expression de la maladie et non la maladie elle-même, ne doivent pas être enlevées (voir ce qui a été dit sur les amygdales à la rubrique n° 11).

En attendant de voir le médecin homéopathe pour l'indispensable traitement de fond, voici pour vous aider à choisir.

Selon l'écoulement

* écoulement aqueux virant au jaune : PULSATILLA
* écoulement blanc-grisâtre : KALIUM MURIATICUM
* gros bouchons jaunes, surtout au fond de la gorge : HYDRASTIS
* écoulement jaune-verdâtre et filant : KALIUM BICHROMICUM
* écoulement jaune-verdâtre non filant : MERCURIUS SOLUBILIS
* écoulement jaune, irritant la lèvre supérieure : ARSENICUM IODATUM
* écoulement jaune et chronique : KALIUM SULFURICUM
* écoulement sentant mauvais : HEPAR SULFUR.

Croûtes dans le nez

* KALIUM BICHROMICUM.

Enfant qui renifle

* SAMBUCUS.

Nez bouché

* et sec : SAMBUCUS
* et qui coule : NUX VOMICA
* aggravé dans une pièce chaude : PULSATILLA
* aggravé la nuit : NUX VOMICA.

Rhino-pharyngite se compliquant d'otite

* AGRAPHIS NUTANS.

AGRAPHIS NUTANS est une plante qu'on appelle l'*endymion penché ;* elle perpétue le souvenir d'un berger amoureux de la déesse Diane.

Ce remède est indiqué en cas de végétations avec éventuellement complications aux oreilles. C'est un de nos médicaments de « drainage », mineur mais étayant les autres, facilitant l'élimination des toxines et limitant l'aggravation par les remèdes mieux indiqués mais plus violents.

93 Contre les diarrhées de l'enfant : le podophylle

Voici quelques indications pour les diarrhées peu graves. Le traitement doit agir vite (sinon consulter). Il faut beaucoup faire boire l'enfant. Au besoin, remplacer le lait par de l'eau sucrée en quantité égale. Si l'on ne trouve pas ci-dessous ce que l'on cherche, on peut se reporter sans hésiter à la rubrique n° 32.

Selon la cause

- * bain (après un) : PODOPHYLLUM
- * dentition : CHAMOMILLA
- * sevrage : CHINA.

Selon l'aspect des selles

- * diarrhée abondante : PODOPHYLLUM
- * diarrhée aqueuse : PODOPHYLLUM
- * verdâtre comme du frai de grenouille : MAGNESIA CARBONICA
- * avec mucus : MERCURIUS SOLUBILIS.

Selon les concomitants

- * diarrhée sans douleur : CHINA
- * diarrhée avec grande fatigue : CHINA
- * avec prolapsus rectal : PODOPHYLLUM
- * diarrhée en jet, jaillissante : PODOPHYLLUM
- * avec ventre chaud : ALOE
- * selle involontaire chez le grand enfant : ALOE
- * diarrhée avec corps de l'enfant sentant l'aigre : MAGNESIA CARBONICA
- * les selles sentent l'acide : RHEUM.

PODOPHYLLUM PELTATUM, le *podophylle* ou « pomme de mai », était employé autrefois comme purgatif. Rien d'étonnant que ce soit pour les homéopathes un remède de diarrhées. Il sert également pour les maladies de foie et d'ovaire.

94 En cas d'acétone : le séné

Viciation de fonctionnement de l'organisme entier et non seulement du foie, la production d'acétone peut s'identifier dans les urines (par une réaction chimique simple) ou dans l'haleine de l'enfant (qui prend alors une odeur de pomme sure). L'acétone se produit quand les réserves de sucre sont insuffisantes et que le foie brûle, en remplacement, des graisses : l'acétone est un sous-produit non toxique de celles-ci.

Au moment de la crise
* SENNA, toutes les heures.

Après la crise, pour éviter son retour
* LYCOPODIUM, trois granules trois fois par jour pendant un mois.

SENNA, le *séné*, est un laxatif à forte dose. Il s'agit des feuilles de la casse, plante originaire d'Égypte.

C'est le type même du remède convenant à un état aigu (ici l'acétonémie) mais incapable d'empêcher le retour des crises.

95 Manque d'appétit : la gentiane à l'heure de l'apéritif

Le manque d'appétit peut revêtir trois stades :

1 *Votre enfant manque d'appétit mais n'a pas d'autre symptôme.* Ne vous inquiétez pas, il mangera toujours suffisamment pour ne pas tomber malade. Je ne vous demande pas de me croire, je sais que les parents sont toujours anxieux à ce sujet; mais c'est justement

contre votre anxiété qu'il proteste en refusant de manger. En tout cas, abstenez-vous de lui donner des « fortifiants », vous épuiseriez vos nerfs sans résultat.

2 *Le manque d'appétit est plus marqué.* Après avoir fait éliminer par un médecin toute cause organique, donnez à votre enfant trois granules trois fois par jour des deux remèdes suivants :

* CHINA 3 X
* GENTIANA LUTEA 3 X.

3 *Vous avez une jeune fille qui, au moment de la puberté, décide de ne plus manger.* Faites-la consulter. Méfiez-vous surtout qu'elle ne se mette pas à maigrir énormément et à ne plus avoir de règles. Il s'agit de troubles psychiques réversibles mais nécessitant des soins médicaux au cours d'une hospitalisation.

GENTIANA LUTEA, la *gentiane*, est un tonique amer qui ouvre l'appétit. Elle est bien connue comme apéritif.

A remarquer qu'elle est conseillée ici en « 3 X », dilution au 1/1 000e, donc encore pondérale. Vous constaterez ainsi qu'il ne suffit pas qu'un produit sorte d'un laboratoire homéopathique et qu'il ait un chiffre mystérieux pour être véritablement « homéopathique ». Ici, on ne peut faire autrement et ce n'est pas dangereux. Retenez qu'il ne faut pas accepter aveuglément le qualificatif « homéopathique ».

96 Contre l'énurésie : la jusquiame noire

Appelez ça « énurésie » et non « pipi au lit », c'est moins culpabilisant pour l'enfant. Votre attitude psychologique joue un rôle déterminant dans l'évolution de cet inconvénient. Vous devez être aussi neutre que possible. Ne pas faire de reproche les jours d'accident; ne pas féliciter les jours « sans ». N'utilisez pas, comme on le voit encore trop souvent, de couches chez un grand enfant, encore moins d'APPAREIL TORTIONNAIRE réveillant l'enfant à coups de décharge électrique à la moindre humidité. Pas de menace donc, votre enfant est spontanément ennuyé, car il ne peut aller coucher chez un camarade ni partir en colonie de vacances. Les camarades finissent d'ailleurs par être au courant, par votre biais, sans que vous vous en doutiez : vous le dites à votre amie, Mme X. (entre adultes, ça n'a pas d'importance...); Mme X. le répète à son enfant qui est justement dans la classe du vôtre, et tout son petit monde est au courant.

Vous ne pourrez soigner un enfant énurétique sans voir le médecin homéopathe. En un an environ, il vous le guérira. Voici quelques indications d'attente.

* sommeil agité avec sursaut, l'enfant parle en dormant et rêve qu'il urine : BELLADONA
* l'enfant perd ses matières et ses urines : HYOSCIAMUS
* énurésie du premier sommeil : SEPIA
* urines d'odeur forte : BENZOICUM ACIDUM.

HYOSCIAMUS NIGER, la *jusquiame noire*, a été utilisée autrefois à forte dose pour des névralgies et des insomnies, mais elle est toxique et a été abandonnée. Sauf par les homéopathes qui s'en servent à dose faible pour l'excitation nerveuse et les spasmes. Elle convient particulièrement aux sujets méfiants et jaloux.

97 Pour l'enfant nerveux : la camomille

L'enfant qui vient de naître n'est pas nerveux. C'est son devenir au sein de son foyer qui peut l'amener à cet état. L'enfant est quelquefois le symptôme de sa famille. Il peut y avoir intérêt à soigner tout son entourage.

* agitation :
  aggravée pendant la dentition : CHAMOMILLA
  améliorée en portant l'enfant ou en le roulant : CHAMOMILLA
  améliorée en entendant de la musique : TARENTULA HISPANICA
* amour, peur qu'on ne l'aime plus : PULSATILLA
* bain, n'aime pas être baigné : ANTIMONIUM CRUDUM
* bégaiement : STRAMONIUM
* boudeur : NATRUM MURIATICUM
* capricieux : CHAMOMILLA
* coléreux : NUX VOMICA
* confiance, n'a pas confiance en lui-même alors qu'il travaille bien en classe : SILICEA
* cruel avec les animaux : MERCURIUS SOLUBILIS
* douillet : CHAMOMILLA
* feu, aime jouer avec le feu : HEPAR SULFUR
* grognon : ANTIMONIUM CRUDUM
* imaginatif, bâtit des châteaux en Espagne : SULFUR
* irritable, en général : CHAMOMILLA
  à la mer : NATRUM MURIATICUM
  par les vers : CINA (voir la rubrique n° 33)
* jaloux : HYOSCIAMUS
* moqueur : HYOSCIAMUS
* nouveauté, n'aime pas la nouveauté : LYCOPODIUM
* peureux, peur du noir : STRAMONIUM
  peur des voleurs : NATRUM MURIATICUM
* pleurniche pour un rien : PULSATILLA
* sommeil, bave en dormant : MERCURIUS SOLUBILIS
  crie en dormant : APIS
  insomnie : BELLADONA
  somnambulisme : KALIUM BROMATUM
  terreurs nocturnes : STRAMONIUM
  transpire en dormant : CALCAREA CARBONICA
* tics : AGARICUS
* touche à tout sans arrêt : CHAMOMILLA.

CHAMOMILLA, la *camomille*, peut apparaître, du fait de sa consommation courante, comme une plante anodine. L'expérimentation montre en fait qu'elle peut créer et donc guérir des troubles nerveux à base d'irritabilité, surtout chez l'enfant. Elle est également utile en homéopathie pour les douleurs de règles, les névralgies des personnes hypersensibles.

98 Pour l'enfant en retard : le calcaire d'huître

Tous les parents souhaitent avoir fait le plus beau bébé, le plus intelligent, le plus en avance. C'est normal, et encourageant pour l'avenir de la race humaine.

Où il y a peut-être à redire, c'est lorsqu'ils s'inquiètent pour rien. Tous les enfants ont un point où ils sont en avance, un point où ils sont en retard. L'un marche à dix mois mais ne parlera qu'à trente mois. L'autre prononce quelques mots et tient à peine debout. On ne peut admettre de retard avant :

— huit mois pour la première dent,
— dix-sept mois pour la marche,
— deux ans pour la parole.

En ce qui concerne la taille, l'enfant est « programmé » à l'avance; l'homéopathie ne lui permettra pas de dépasser son chiffre définitif. Par contre, en éliminant tous les facteurs de retard, elle le poussera au maximum à l'atteindre.

Retard

* dans son comportement (agit en dessous de son âge mental) BARYTA CARBONICA
* de dentition : CALCAREA CARBONICA
* des fontanelles à se fermer : CALCAREA CARBONICA
* intellectuel : BARYTA CARBONICA
* pour marcher : CALCAREA CARBONICA
* pour parler : NATRUM MURIATICUM
* dans son poids : SILICEA
* scolaire : BARYTA CARBONICA
* dans la taille : SILICEA.

Le grand remède est ici CALCAREA CARBONICA, le *carbonate de calcium.* Très répandu dans la nature (marbre, craie, pierre calcaire, spath), il constitue un élément important des os ainsi que des coquilles de crustacés. C'est d'ailleurs de la couche moyenne de la coquille d'huître que l'on tire CALCAREA CARBONICA : on a ainsi un produit naturel et assez pur. Les moyens modernes permettraient de l'obtenir à 99,99 p. 100 pur mais, à juste titre, les laboratoires le fabriquent comme du temps de Hahnemann, sinon la préparation ne correspondrait plus exactement aux signes expérimentaux que l'on connaît.

C'est chez le nourrisson et l'enfant que CALCAREA CARBONICA est le plus souvent indiqué; mais on peut l'employer à d'autres âges, dans les cas de dépression, de règles abondantes, de troubles digestifs ou respiratoires.

Premières urgences

99 Grand débat sur la fièvre : aconit contre antibiotiques

La fièvre — sauf si elle atteint des extrêmes — ne doit pas vous angoisser, c'est un *bon* symptôme (évidemment lorsque l'on connaît le diagnostic). C'EST UNE RÉACTION DE L'ORGANISME POUR CHASSER L'AGENT INFECTIEUX. Quand la température monte, les microbes ou les virus ne peuvent plus se reproduire. Un organisme qui fait facilement de la fièvre montre ainsi qu'il est sain, qu'il réagit vigoureusement aux agressions. Il ne faut *jamais la casser brutalement* si elle ne pose pas de problème urgent.

Si les antibiotiques ne doivent pas être considérés comme l'arme absolue, il ne faut pas non plus être systématiquement contre. Il arrive aux homéopathes de les prescrire. Ce n'est pas à eux, qui ont été longtemps désignés du doigt au sein du corps médical, de faire de l'ostracisme.

Le traitement qui suit est efficace s'il est entrepris dès le début de la fièvre, avant que les autres symptômes n'apparaissent. Consulter, si elle se développe malgré tout.

Selon la cause

* coup de froid sec et brusque : ACONIT
* coup de froid par temps très chaud : ACONIT
* après un bain froid : RHUS TOXICODENDRON.

Selon les concomitants

* abrutissement ou sensation d'abrutissement pendant la fièvre : GELSEMIUM
* agitation anxieuse : ACONIT
* besoin musculaire de bouger : RHUS TOXICODENDRON
* besoin de rester immobile : BRYONIA
* bouffées de chaleur : FERRUM PHOSPHORICUM
* convulsions fébriles : BELLADONA
* douleurs musculaires : PYROGENIUM
* engourdissement (sensation) : GELSEMIUM
* frilosité : NUX VOMICA
* joues rouges : BELLADONA
* marmonnement (limite du délire) : BELLADONA
* peur de la mort : ACONIT
* pupilles dilatées : BELLADONA
* saignement de nez : FERRUM PHOSPHORICUM
* somnambulisme : BELLADONA
* transpiration
  absente, malgré la forte fièvre : ACONIT
  abondante : BELLADONA
* vertige et pâleur en s'asseyant dans le lit : ACONIT.

Pour les enfants en bas âge, un « truc » des anciennes sœurs hospitalières. On met l'enfant dans un bain dont la température est à 1° en dessous de sa fièvre (exemple : si l'enfant a 39°, bain à 38°) et on l'y laisse dix minutes.

Profiter de ce laps de temps pour commencer le traitement homéopathique d'après les indications ci-dessus. Au besoin, répéter les granules toutes les deux minutes.

ACONITUM NAPELLUS est un des premiers remèdes de fièvre en homéopathie. Premier par sa fréquence d'emploi, mais aussi premier dans l'ordre des remèdes à utiliser. Il est efficace s'il est utilisé *très tôt*, dès l'attaque de la maladie fébrile, spécialement après un coup de froid sec.

Les médicaments homéopathiques sont tellement familiers au médecin qu'il leur donne des diminutifs. Ici, ACONIT pour ACONITUM NAPELLUS. C'est une plante commune de nos montagnes, extrêmement dangereuse en dehors de son usage homéopathique. Outre la fièvre, elle est utile pour l'angoisse, l'hypertension artérielle, les palpitations, la diarrhée, les débuts de rhume ou d'otite.

100 En cas d'accident : l'arnica

Voici une rubrique très utile pour une famille « homéopathisée ». Ce néologisme évoque une situation de plus en plus fréquente. Il correspond à une famille :
— traitée dans son ensemble par l'homéopathie avec succès,
— ayant choisi de l'adopter à chaque fois que possible,
— et donc décidée à la préférer pour tous les petits maux de la vie quotidienne, en particulier les accidents.

Selon la nature de l'accident

* blessure avec plaie : appliquer localement CALENDULA T. M.
* brûlure :
  - avec enflure rosée : APIS
  - avec enflure rouge : BELLADONA
  - avec petite « cloque » : RHUS TOXICODENDRON
  - avec grosse « cloque » : CANTHARIS
* contusion sans plaie : ARNICA
* coupure à bords nets : STAPHYSAGRIA
* coupure à bords lacérés : ARNICA
* entorse : prendre trois granules trois fois par jour des trois médicaments suivants : ARNICA
  RHUS TOXICODENDRON
  RUTA
  localement : compresses avec RHUS TOXICODENDRON T. M

* gelure : SECALE
    localement : compresses avec HYPERICUM T. M.
* hématome (plat ou avec « bosse ») : ARNICA
* hémorragie après un coup : ARNICA et voir le médecin
* piqûre (et pour toutes les plaies pas plus grosses qu'un point, par écharde, aiguille, clou, etc.) : LEDUM
    localement : LEDUM T. M.
    Piqûres d'insectes : même chose, mais ajouter : APIS
* coup de soleil sur la tête : GLONOINUM
* cicatrice, voir la rubrique nº 63.

Selon la localisation de l'accident, ajouter l'un des médicaments ci-dessous

* crâne : NATRUM SULFURICUM
* colonne vertébrale : HYPERICUM
* nerfs (blessure d'un nerf) : HYPERICUM
* œil, sans ecchymose : SYMPHYTUM
    avec ecchymose : LEDUM
* parties molles (peau, muscles) : ARNICA
* os, sans fracture : RUTA
    fracture : SYMPHYTUM
* sein : BELLIS PERENNIS.

Divers

* si l'on a eu peur au cours de l'accident : OPIUM
* pour toutes les suites éloignées de traumatisme, même plusieurs années après, une dose par semaine pendant un ou deux mois d'ARNICA 30 CH.

ARNICA est notre grand remède de traumatisme. Il faut toujours en avoir près de soi et en prendre *automatiquement* au moindre accident, sans attendre le développement de symptômes.

Pour vous aider à vous en souvenir, voici une histoire vraie, typiquement américaine. En Californie, les plaques minéralogiques des voitures ont trois lettres et trois chiffres que l'on attribue comme chez nous dans l'ordre des inscriptions. En payant vingt-cinq dollars, on peut cependant avoir la plaque de son choix, par exemple six lettres formant un mot. Au cours d'un congrès de la Ligue médicale homéopathique internationale, je vis sur la plaque minéralogique du médecin homéopathe organisateur : « ARNICA ».

Je crus d'abord à une plaisanterie en l'honneur du congrès; en fait, il circulait chaque jour ainsi annoncé. C'était symbolique et drôle : une voiture, facteur d'accident, portait le nom d'un remède contre les acccidents!

ARNICA est le nom d'une petite plante qui aime les pâturages de montagne et les plaines sablonneuses. En application locale elle est connue depuis longtemps par tous.

En homéopathie, on s'en sert non seulement pour les traumatismes mais aussi pour la fièvre avec courbatures. On peut considérer l'effort soutenu comme un traumatisme et prendre ARNICA dès les premiers signes de fatigue, ou même préventivement. Les résultats sont spectaculaires.

101 En cas de malaise

Cette urgence est placée en dernier afin de vous permettre de retrouver rapidement la rubrique. Et sans commentaire.

Selon la cause (si vous pouvez la soigner vous-même, ou en attendant le médecin dans les autres cas : trois granules toutes les deux minutes, ne choisissez pas la dilution, utilisez celle que vous avez chez vous)

* attaque
  - avec face rouge et sueurs chaudes : OPIUM
  - avec face blanche et sueurs froides : HELLEBORUS
* cause (malaise à la moindre) : MOSCHUS
* chaleur (par la)
  - de l'été : ANTIMONIUM CRUDUM
  - du soleil : GLONOÏNUM
  - d'une pièce surchauffée sans air : PULSATILLA
* colère : GELSEMIUM
* contrariété : IGNATIA
* douleur : CHAMOMILLA
* effort physique : SEPIA
* genoux (à) : SEPIA
* hémorragie : CHINA
* lit (en se levant du) : BRYONIA

* noir (dans le) : STRAMONIUM
* nouvelle (après)
  joyeuse : COFFEA
  triste : GELSEMIUM
* odeurs (par les) : COLCHICUM
* peur (suite de) : OPIUM
* règles (pendant les) : SEPIA
* repas (après les) : NUX VOMICA
* selle (après la) : PODOPHYLLUM.

Selon les concomitants

* malaise avec convulsion : BELLADONA.

Et pour finir

Une des justifications de ce livre est qu'il faut, à chaque fois que c'est possible sans risque, vous soigner vous-même. Il n'y a pas assez de médecins homéopathes pour répondre à la demande actuelle du public, d'autant plus que l'exercice de l'homéopathie nécessite une médecine lente et attentive.

Nous formons chaque année des disciples, et il n'y a pas de doute que l'avenir verra notre reconnaissance comme une des branches à part entière de la médecine.

En attendant, c'est sur le public que repose la plus grande responsabilité dans l'épanouissement de l'homéopathie. Si vous l'exigez (et vous ne pouvez faire autrement) après en avoir fait l'essai sincère, les autorités devront tenir compte de son existence, la Faculté lui donnera l'hospitalité. C'est, parmi d'autres, une des mesures de sauvegarde de notre société.

TABLE ANALYTIQUE DES MÉDICAMENTS
cités dans cet ouvrage

Les numéros en caractères gras renvoient à la rubrique où le médicament est principalement étudié. Les numéros en caractères ordinaires renvoient aux diverses rubriques où le médicament est cité (une ou plusieurs fois par rubrique).

F

G

H

I

K

L

M

TABLE ANALYTIQUE DES MALADIES
étudiées dans cet ouvrage

Les numéros renvoient aux rubriques.

D

E

F

G

H

I

J-L

TABLE DES MATIÈRES

CIRCULATION

VOIES URINAIRES

ORGANES GÉNITAUX MASCULINS

GYNÉCOLOGIE-OBSTÉTRIQUE

RHUMATISMES

PEAU

Dans la collection Les Guides Psycho

Faut-il dire non à ses enfants ?
Dr Jacqueline Renaud
Bien vivre à deux,
Claude Ullin
Pas de panique ! Manuel à l'usage des phobiques, des angoissés et des peureux,
Dr Gérard Apfeldorfer
Vaincre le stress et le trac,
Gilbert Garibald
Les gauchers du bon côté,
Marie-Alice Du Pasquier-Grall
Les difficultés scolaires,
Virginie Dumont
La graphologie,
Noëlle Robert

Dans la collection Les Guides Société

Célibataire aujourd'hui,
Odile Lamourère
La généalogie pour tous,
Yves Du Passage
Le nouveau divorce,
Violette Gorny
Le nouveau savoir-vivre,
Ghislaine Andréani
Le concubinage,
Martine Fell
Comment parler en public,
Dale Carnegie
Comment se faire des amis,
Dale Carnegie
Les nouvelles grand-mères,
Sylvie Marion

Dans la collection Les Guides Santé

Maigrir sans jamais regrossir
Ghislaine Andréani
Dr Christine Flament-Hennebique
Le diabète
Association française des diabétiques
Rester jeune à tout âge
Dr Robert Cristol
Les dépressions, les comprendre pour les combattre
Dr Pierre Solignac
Les allergies, la fin d'une énigme
Dr François-Bernard Michel, Dr Jean Bousquet
Eloge de l'insomnie,
Michèle Manceaux
Halte à la douleur, du mal de dos aux rhumatismes
Dr Philippe Stora
Les idées reçues sur la sexualité
Dr Jacques Waynberg
Les idées reçues en médecine
Dr Jean-Michel Delaroche
Bien se nourrir pour mieux guérir
Dr Brian Morgan
Ne perdez plus la mémoire
Dr Frank Stora
Les maladies psychosomatiques
Jacques Thomas
Les idées reçues sur la diététique
Christine Craplet
Les idées reçues sur les enfants
Anne Bacus, Dr Gérard Darnaud
A table les enfants
Josette Craplet-Meunier
La chirurgie esthétique
Dr Jacques le Pesteur
Le femme intime
Dr Alain Tamborini
Sauvez vos artères
Dr Robert Cristol
Les secrets du plaisir
Dr Marc Schwob
Migraine : la fin du casse-tête
Dr Marc Schwob

Impression réalisée sur CAMERON par
BRODARD ET TAUPIN
La Flèche

pour le compte des Éditions Hachette
en juin 1999

Imprimé en France
Dépôt légal : 6183 - juin 1999
N° d'édition : 39703
N° d'impression : 1737W
23-31-6249-9/03
ISBN : 2-01-236249-4